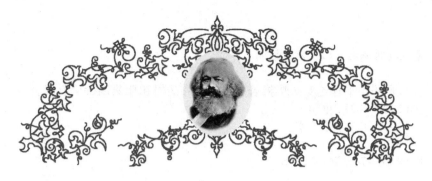

马克思主义学生读本

什么是邓小平理论？

丛书主编：韩喜平

本书著者：毕 艳

编 委 会：韩喜平 邵彦敏 吴宏政

　　　　　王为全 罗克全 张中国

　　　　　王 颖 石 英 里光年

U0341262

吉林出版集团股份有限公司

图书在版编目（ＣＩＰ）数据

什么是邓小平理论？ / 毕艳著. -- 长春：吉林出版集团股份有限公司，
2012.12（2021.2重印）
（马克思主义学生读本）

ISBN 978-7-5534-1223-8

Ⅰ.①什… Ⅱ.①毕… Ⅲ.①邓小平理论—青年读物②邓小平理论—少年
读物 Ⅳ.①A849-49

中国版本图书馆CIP数据核字(2012)第293880号

什么是邓小平理论？

SHENME SHI DENG XIAOPING LILUN?

丛书主编：韩喜平
本书著者：毕　艳
项目策划：范中华　徐树武
责任编辑：宫志伟
出　　版：吉林出版集团股份有限公司
发　　行：吉林出版集团社科图书有限公司
电　　话：0431-81629720
印　　刷：永清县晔盛亚胶印有限公司
开　　本：710mm×960mm　1/16
字　　数：100千字
印　　张：12
版　　次：2012年12月第1版
印　　次：2021年2月第4次印刷
书　　号：ISBN 978-7-5534-1223-8
定　　价：36.00元

如发现印装质量问题，影响阅读，请与出版方联系调换。

序　言

习近平总书记指出，青年最富有朝气、最富有梦想，青年兴则国家兴，青年强则国家强。青年是民族的未来，"中国梦"是我们的，更是青年一代的，实现中华民族伟大复兴的"中国梦"需要依靠广大青年的不断努力。

要提高青年人的理论素养。理论是科学化、系统化、观念化的复杂知识体系，也是认识问题、分析问题、解决问题的思想方法和工作方法。青年正处于世界观、方法论形成的关键时期，特别是在知识爆炸、文化快餐消费盛行的今天，如果能够静下心来学习一点理论知识，对于提高他们分析问题、辨别是非的能力有着很大的帮助。

要提高青年人的政治理论素养。青年是祖国的未来，是社会主义的建设者和接班人。党的十八大报告指出，回首近代以来中国波澜壮阔的历史，展望中华民族充满希望的未来，我们得出一个坚定的结论——实现中华民族伟大复兴，必须坚定不移地走中国特色社会主义道路。要建立青年人对中国特色社会主义的道路自信、理论自信、制度自信，就必须要对他们进行马克思主义理论教育，特别是中国特色社会主义理论体系教育。

要提高青年人的创新能力。创新是推动民族进步和社会发展的不竭动力，培养青年人的创新能力是全社会的重要职责。但创新从来都是继承与发展的统一，它需要知识的积淀，需要理论素养的提升。马克思主义理论是人类社会最为重大的理论创新，系统地学习马克思主义理论有助于青年人创新能力的提升。

要培养青年人的远大志向。"一个民族只有拥有那些关注天空的人，这个民族才有希望。如果一个民族只是关心眼下脚下的事情，这个民族是没有未来的。"马克思主义是关注人类自由与解放的理论，是胸怀世界、关注人类的理论，青年人志存高远，奋发有为，应该学会用马克思主义理论武装自己，胸怀世界，关注人类。

正是基于以上几点考虑，我们编写了这套《马克思主义学生读本》系列丛书，以便更全面地展示马克思主义理论基础知识。希望青年朋友们通过学习，能够切实收到成效。

韩喜平

2013年8月

目　录

引　言

邓小平理论，是以邓小平为主要创立者、以建设有中国特色社会主义为主题的理论。邓小平理论是马克思主义与当代中国实际和时代特征相结合的新成果，是毛泽东思想的继承和发展，是当代中国的马克思主义，是马克思主义在中国发展的新阶段，是中国共产党获得的与前苏联模式不同的社会主义建设经验的理论总结，是党和人民实践经验和集体智慧的结晶，是中国共产党人建设有中国特色社会主义的行动指南。

十一届三中全会以来，以邓小平同志为代表的中国共产党人，总结建国以来正反两方面的经验，解放思想，实事求是，实现全党工作中心向经济建设的转移，实行改革开放，开辟了社会主义事业发展的新时期，逐渐形成了建设有中国特色社会主义的路线、方针、政策，阐明了在中国建设社会主义、巩固和发展社会主义的基本问题，创立了邓小平理论。在这个过程中，邓小平尊重实践，尊重群众的经验和创造，敏锐地把握了时代发展的脉搏和契机，既继承前人又突破陈规，以开辟社会主义建设新道路的巨大勇气和开拓马克思主义新境界的巨大理论勇气，对建设有中国特色社会主义理论的创立作出了历史性重大贡献。因此，我们党把建设有中国特色的社会主义理论称为邓小平理论。

邓小平理论主要内容包括：在社会主义本质和根本任务上，指出了社会主义的本质是解放生产力，发展生产力，消灭剥削，消除两极分化，最终达到共同富裕；在社会主义发展道路问题上，强调走自己的路，以马克思主义为指导，以实践作为检验真理的唯一标准，解放思想，实事求是，尊重群众的首创精神，建设有中国特色的社会主义；在社会主义发展阶段问题上，做出了我国还处在社会主义初级阶段的科学论断，强调这是一个至少经历上百年的、很长的历史阶段；在社会主义发展动力问题上，强调改革也是一场革命，也是解放生产力，是中国现代化的必由之路；在社会主义建设的外部条件问题上，指出和平与发展是当今世界两大主题，必须坚持独立自主的和平外交政策；在社会主义建设政治保证问题上，坚持走社会主义道路，坚持人民民主专政，坚持共产党的领导，坚持马列主义、毛泽东思想。在社会主义建设战略步骤问题上，提出基本实现现代化分三步走；在社会主义领导力量和依靠力量问题上，强调作为工人阶级先锋队的共产党是社会主义事业的领导核心，同时必须依靠广大工人、农民、知识分子和人民军队，团结全国各族人民；在祖国统一的问题上，提出"一个国家、两种制度"的创造性构想。

简而言之，邓小平理论形成了新的建设有中国特色社会主义理论的科学体系。它是在和平与发展成为时代主题的历史条件下，在我国改革开放和现代化建设的实践中，在总结我国社会主义胜利和挫折的历史经验，借鉴其他社会主义国家兴衰成败历史经验的基础上，逐步形成和发展起来的。它第一次比较系统地初步回答了具有中国特色社会主义的发展道路、发展阶段、根本任务、发展动力、外部条件、政治保证、战略步骤、党的领导和依靠力量，以及祖国统一等一系列基本问题，指导我们党制定了在社会主义初级阶段的基本路线。它既是贯通哲学、政治经济学、科学社会主义等领域，涵盖经济、政治、科技、教育、文化、民族、军事、外交、统一战线、党的建设等方面比较完备的科学体系，又是需要从各方面进一步丰富发展的科学体系。

第一章　走近邓小平

邓小平（1904年—1997年），本名邓希贤，参加革命后取名邓小平，1904年8月22日出生在中国西南最大的省——四川省的农村，是中国共产党第一代中央领导集体的重要成员和第二代中央领导集体的核心，是我国各族人民公认的享有崇高威望的杰出领导人。他在中国革命和建设的各个历史时期都作出了重大贡献，是杰出的马克思主义者和坚定的共产主义者，是中国改革开放和社会主义现代化建设的总设计师，是邓小平理论的主要创立者。

第一节　不同时期的邓小平

一、寻求真理的赤子

1919年5月4日，北平（北京）爆发了轰轰烈烈的学生反帝反封建的爱国运动，5月下旬，革命的号角传到了广安，广安中学学生积极响应。5月底，广安学生爱国分会成立，分会散发了宣传画报，组织了游行和罢课等活动，学校无法正常开展学习和生活，邓小平和其他学生一样，离开学校返回家中，结束了他在故乡的学习时光。

随着年龄和知识的不断增长，眼界的不断开阔，邓小平认识到，整个中国处于混乱不堪的局面当中，他对军阀、卖国贼十分痛恨。同时，邓小平受五四运动中德先生（民主）和赛先生（科学）两面旗帜的影响，认为改变中国的现状必须依靠科学。年仅15岁的邓小平逐渐萌发了对国家、民族强烈的责任感，不断思考着新的出路。1919年暑假，父亲邓绍昌从重庆回来，带来重庆成立了留法勤工学会重庆分会、并准备开设留法勤工俭学预备学校的消息，他建议儿子报考留法预备学校，将来以勤工俭学的方式去法国学习。这与邓小平科学救国的想法不谋而合，因此对父亲的意见，邓小平十分高兴地接受了。1919年9月，邓小平考上了留法预备学校重庆分校，次年去法国留学，15岁的邓小平奔向世界寻求救国的真谛。

邓小平从16岁到21岁，在法国生活的5年多时间里，他勤工俭学，经历了许多艰难困苦，锻炼了身体，磨炼了意志。在直接、间接参加勤工俭学的各种活动与斗争中，邓小平经历了苦闷与彷徨，但是也结识了周恩来、赵世炎、李富春等一大批战友和同志。在他们的帮助下，邓小平从"油印博士"逐渐成长为中共旅欧支部的领导人，从一个爱国青年成长为一名青年团员，他认真地学习马克思主义和共产主义的基本理论，确立了正确的世界观，坚定了自己的信仰，逐渐成为了一名坚定的共产主义者和年轻而出色的政治家。

1926年，邓小平以中共旅欧支部党员的身份从法国赴前苏联学习，他首先进入东方大学，不久转入新办的中山大学。与法国艰苦的生活相比，苏维埃政府尽一切可能保证他们的生活，甚至享有优于当地师生的生活待遇。邓小平是学校引人注目的"理论家小组"的组长，在这里，他接受了高等教育，写下了年轻共产主义战士的战斗誓言；同时对国民党各派有了更多更直接的了解，这为他回国后进行革命活动奠定了更加坚实的基础。

二、红军时期的播火者

1929年3月，蒋介石任命在蒋桂战争中倒戈反桂国民党左派将领俞作柏为广西壮族自治区政府主席，李明瑞为广西壮族自治区编遣特派员、绥靖司令。俞、李决心励精图治，积蓄力量，伺机反蒋。应俞、李的要求，中共中央派邓小平、张云逸、陈豪人、叶季壮等数十名干部到广西工作，由邓小平（化名邓斌）任中央代表，统一领导广西党的工作。同年7月，年仅25岁的邓小平衔命赴桂。他和张云逸等同志从广西地区的实际情况出发，正确地执行党的路线、方针、政策，吹响了威武雄壮的人民战争号角。同年12月11日，白色起义胜利后，红七军和右江苏维埃政府宣告成立。张云逸任红七军军长，邓小平任红七军政委、军前委书记，创建了拥有近万名红军和20多个县革命政权的左右江革命根据地。1931年1月2日，红七军攻下全州；随后，红七军配合中央红军取得第二次反"围剿"胜利，同年6月中旬，红七军奉命东渡赣江，在兴国县与中央红军胜利会师。从此，红七军成为中央红军的一部分，编入红三军。许多红七军、红八军的老同志都说："邓斌名副其实，文武双全。"

三、日理万机的总书记

1952年7月，在西南局工作的邓小平奉命调至中央，出任政务院常务副总理兼国家财经委员会副主任，担负了很多的中央领导工作。1954年4月，中共中央政治局扩大会议决定撤销大区一级党政机构，随后邓小平被任命为中共中央秘书长、中央组织部部长。同年9月，在第一届全国人民代表大会上，根据周恩来总理的提名，邓小平等10名同志被大会任命为中华人民共和国国务院副总理；根据毛泽东主席的提名，大会决定邓小平等15名同志为国防委员会副主席。在此同时，中共中央政治局作出关于成立党的军事委员会的决议，邓小平被同志任命为中共中央军事委员会的委员。同年12月，在政协第二届全国委员会第一次会议上，邓小平当选为第二届全国政协常委。1955年4月，在党的七届五中全会上，邓小平被选为中共中央政治局委员。

1956年9月，在党的八大召开之前的最后一次中央全会（七届七中全会第三次会议）上，毛泽东提出设立中共中央总书记，并推荐邓小平担任这个职务。1956年9月15日至27日，党的八大隆重举行，会上，邓小平作了关于修改党的章程的报告。同年9月16日，邓小平在代表中共中央所作的《关于修改党的章程的报告》中，总结了建国后执政党建设的新经验，根据国际共产主义运动的经验提出了加强党的建设的任务和措施。由于在中央的领导工作卓有成效，邓小平在中国共产党第八次代表大会上，被选为中央委员。在随后召开的八届一中全会上，他当选为中央政治局委员、中央政治局常委、中央委员会总书记。邓小平生前曾说，自己一生最忙的就是担任总书记这10年了。当时，中央政治局常委会委员由毛泽东、刘少奇、周恩来、朱德、陈云和邓小平六人担任。

四、改革开放和社会主义现代化建设的总设计师

从1978年至今，短短的30多年，在人类历史上只能说是"弹指一挥间"，然而，在中国的大地上却发生了翻天覆地的变化：以阶级斗争为纲转向以经济建设为中心，从传统的计划经济转向社会主义市场经济，从封闭半封闭型社会转向开放型社会……这

一切都源于改革开放的伟大决策。改革开放是决定中国命运的一个转折，而这一决策的决策者邓小平同志自然成为当代中国改革开放和社会主义现代化建设的总设计师。改革开放之初，邓小平同志说："我们的改革开放事业刚刚起步，任重而道远，前进中还会遇到一些曲折。但我坚信，我们一定能够战胜各种困难，把先辈开创的事业一代代发扬光大。中国人民既然有能力站起来，就一定有能力永远岿然屹立于世界民族之林。"邓小平同志对此充满了信心。

自1975年邓小平同志恢复工作到1992年，中国共产党召开了五届党代会，每一届都对党的历史产生了深刻的影响，都与邓小平同志的正确领导密切相关。1977年党的十一大，邓小平同志只作了简短的发言，指出中国需要少说空话，多做实事。党的十一届三中全会前后，他支持 和 领导了"实践是检验真理的唯一标准"的大讨论，引发了全国性的思想解放运动，重新确立实事求是党的思想路线。1982年党的十二大，邓小平同志提出走自己的道路，建设有中国特色的社会主义，改革开放全面展开。1987年党的十三大，邓小平同志系统论述了我国社会主义初级阶段的理论，简练明确地概括为"一个中心、两个基本点"。1992年党的十四大，我国改革开放空前发展，迈向深入、全面、持久的发展阶段。邓小平同志从整体上设计了中国的基本路线，指明了中国未来前进的方向。

第二节　众人眼中的邓小平

一、国际社会的评价

邓小平是一个令世界瞩目的人物，国外领导人、学者、记者等各界人士都对邓小平作了评价，对邓小平表达了尊敬与欣赏。

改革开放以来，邓小平多次被国外有影响力的报刊列为新闻人物或给予其他荣誉。邓小平曾两次登上美国《时代周刊》的封面，成为新闻人物，美国《时代周刊》作出了"邓小平改变了世界，功绩史无前例"的高度评价。1985年，美国《成功》杂志将邓小平选为当年的成功者。1988年美国《世界报》月刊把邓小平选为最能代表时代精神的名人。

美国前总统尼克松高度评价中国实行改革开放政策以来所发生的翻天覆地的变化。他说："中国的第二次革命……是在邓小平的设计指导下实现的。"称赞邓小平是"20世纪最杰出的政治家之一"。

美国前总统卡特把接待邓小平来访视为其总统任期内最愉快的事情之一，他认为邓小平是一位极其令人愉快的谈判对手，在这位身材矮小体格健壮的中国领导人身上，和谐完美地体现出了机智、豪爽、魄力、风度、自信和友善的特点。

英国前首相撒切尔夫人在回忆录中写道："我早就听说邓小

平是个实事求是的人，跟他一打交道，我还发现他是一个非常执著的人，他的态度很坚决。他说，香港主权根本不在讨论之列，稍后中国会正式公布收回香港的决定，这一点出乎我的意料。"

英国前首相爱德华·希思是邓小平结交的众多外国友人中的一位。他说："邓小平对整个世界最大的贡献就在于，他向全世界表明，中国可以如何管理和快速发展；而中国又能够因此向整个世界做出何等的贡献。"对于"一国两制"成功解决香港问题，他说："这无论对中国、英国、香港本身，还是对世界都是最圆满的结果。"他称邓小平是"塑造现代中国的一位杰出领袖"。

美国前国家安全事务助理布热津斯基在《美中建交前后》一书中说："邓小平个子小，气魄却很大，使我心折。他富有才智、机警精明、理解力很强，相当幽默，性格强硬而直率。和他谈话以后我更加理解他何以能经受住政治生涯的所有挫折，但更重要的是，他的目的、干劲使我印象深刻。他是一位知道自己需要什么、能和谁打交道的政治领袖。"

俄国巴拉赫塔和库兹涅佐夫合写了《风风雨雨六十五载——邓小平革命生涯》一文，其中写道："邓小平是一位才华出众的人。在他的人生旅途中，有过上升和下降，有过胜利和失败，他关于中国改革的构想并不是一下子产生出来的。看来，作为具有务实精神和现实主义态度的一位大政治家，这一构想是在合乎规律的过程中产生的。"

二、国内的评价

邓小平同志在中国更是家喻户晓，他的故事被一代代中国人传颂，享有崇高的威望。历代领导人都给予他充分的肯定与赞扬，全国人民也对这位小巨人充满了感激与敬爱。

毛泽东同志曾八次赞扬邓小平，认为邓小平是难得的人才，无论是政治，还是军事，邓小平都是一把好手。毛泽东曾说过："我看邓小平这个人比较公道，比较有才干，比较能办事……他比较顾全大局，比较厚道，处理问题比较公正，犯了错误对自己也很严格。这个人既有原则性，又有灵活性，很有发展前途。"毛泽东将他对邓小平的欣赏融入到决策之中——推荐邓小平做中共中央的总书记。

周恩来同志在病情恶化时曾幽默地说："马克思的请帖，我已经收到了，这没有什么，这是不以人的意志为转移的自然法则。中国共产党内有许多有才干、有能力的领导人。现在，副总理（指邓小平）已全面负起责任来了。"周恩来在进手术室前，还当面对邓小平说："你这一年干得很好，比我强得多。"

江泽民同志认为，如果没有邓小平同志，中国人民就不可能有今天的新生活。江泽民同志在接受外国记者采访时曾强调说，邓小平同志是中国改革开放的总设计师，深受全中国人民的爱戴，享有崇高的威望。邓小平同志一直关心着中国人民的根本利益和国家的发展前途，不管是否在位，邓小平同志的建设有中国特色社会主义的理论和许多高瞻远瞩的决策思想，对中国的改革和发展，始终具有现实的和长远的指导作用。

胡锦涛同志曾说："邓小平同志为中国人民不懈奋斗的光辉一生，为推进党领导的伟大事业和开创党的建设新的伟大工程作出了不可磨灭的贡献，充分展现了一位伟大领袖的崇高品德、博大胸怀、卓越胆识和革命风格，为我们树立了光辉典范。"

曾宪梓说："没有邓小平，就没有中国今天的进步和富强，也没有香港的今天，我对他的崇敬和怀念无法用语言形容。"

李嘉诚认为邓小平是一位有创见、有远见、爱国爱民的伟人。

三、邓小平的自我评价

尽管国内外人士对邓小平同志的评价很多，邓小平同志的政治名言也有很多，比如"贫穷不是社会主义"、"科学技术是第一生产力"等，但却很少见到他对自己的评价。

邓小平曾于1980年8月回答意大利记者问时说："我自己能够对半开就不错了，但有一点可以讲，我一生问心无愧……我是犯了不少错误的，包括毛泽东同志犯的有些错误，我也有份儿，只是可以说，也是好心犯的错误。"

邓小平同志曾于1985年10月23日《社会主义和市场经济不存在根本矛盾》中说："永远不要过分突出我个人，我所做的事，无非反映了中国人民和中国共产党人的愿望……在'文化大革命'前，我也是党的主要领导人之一，那时候的一些错误我也要负责的，世界上没有完人嘛！"

邓小平同志曾在1989年5月16日《结束过去，开辟未来》中说："我这一生只剩下一件事，就是台湾问题，恐怕看不到解决的时候了。已经做成的事情是，调整了与日本、与美国的关系，也调整了与苏联的关系，确定了收回香港，已经同英国达成协议，这是对外关系方面的参与。对国内工作的参与，确定了党的基本路线，确定了以四个现代化建设为中心，确定了改革开放政策，确定了坚持四项基本原则。"

邓小平同志曾在1989年9月4日《致中共中央政治局的信》中写到："作为一个为共产主义事业和国家的独立、统一、建设、改革事业奋斗了几十年的老党员和老公民来说，我的生命是属于党、属于国家的。退下来之后，我将继续忠于党和国家的事业。"邓小平同志称自己既不是"保守派"也不是"改革派"，永远是"实事求是派"。

在为英国培格曼出版社出版《邓小平文集》所做的序言中邓小平同志曾激动地写上了"我是中国人民的儿子，我深情地爱着我的祖国和人民。"

第二章　邓小平理论的精髓

　　"解放思想，实事求是"是党的思想路线，是邓小平理论的精髓。面对重新工作之初的混乱局面，面对着"两个凡是"的错误思想在党内和民众之中的歪曲影响，面对重重阻隔，邓小平明察秋毫，无所畏惧，率先向"两个凡是"发出挑战，重新确立了"实事求是"的思想路线，并在此基础上指出"解放思想"的极端重要性和必要性，1978年"解放思想，实事求是"被确立为党的思想路线。邓小平在实践中也将"解放思想，实事求是"思想奉行始终，在解放思想的过程中做到实事求是，在摸索中"求是"，在试验中创新，按照辩证法办事，从实践标准到三个"有利于"标准，实现了真理与价值的统一 。追析历史，这一挑战对于中国的前途和命运的影响，丝毫不亚于当年他指挥千军万马的千里跃进大别山和铁马冰河战淮海，以及百万雄师过大江。

第一节 "解放思想，实事求是"提出的背景

一、"四人帮"伺机篡权

1976年，对于我国来说，是极其不寻常的一年。这一年里，德高望重的开国元勋周恩来、朱德、毛泽东三位伟人相继去世，这无疑使正值"文化大革命"灾难之中的国家政局又增添了几许沉重。一直窥视篡党夺权的"四人帮"开始了蓄谋已久的抢班夺权的反革命活动，"四人帮"盗用中共中央办公厅的名义，批判邓小平，指控全国。在这紧急关头，叶剑英等老一辈无产阶级革命家们，凭借多年的斗争经验，凭着对党和祖国的一片赤诚，敏锐地观察"四人帮"的举动，于1976年10月，一举粉碎了"四人帮"反革命集团，结束了"文化大革命"这场持续时间长、殃及范围广的政治性灾难。

二、"两个凡是"的提出

1977年，党和人民刚从"文化大革命"和领导人去世的沉痛灾难中走出来，决定结束过去开创未来。人民把众多的希望寄托于新的党中央。希望邓小平重新出来工作；希望停止无休止的"阶级斗争"；希望纠正"文化大革命"期间的冤假错案；希望抓经济搞生产，解决困苦以及最基本的民生问题。然

而，当时的中央主要领导人并没有坚持实事求是。1977年2月7日，《人民日报》、《红旗》杂志、《解放军报》发表社论《学好文件，抓住纲领》，其中提出："凡是毛主席作出的决策，我们都坚决执行，凡是毛主席的指示，我们都始终不渝地遵循。"这"两个凡是"是当时党中央主要领导人华国锋提出来的。1977年3月，华国锋在中央工作会议上讲话，仍然坚持"两个凡是"的观点，严重忽视了当时的实际情况和人民寄予的希望。

第二节　"解放思想，实事求是"是党的思想路线

一、高扬实事求是的光辉旗帜

刚刚开始的拨乱反正，遭遇了"两个凡是"的严重阻碍。面对这种情况，邓小平在1977年5月的一次讲话中指出，"两个凡是"不符合马克思主义，表明了自己的态度。他说："马克思、恩格斯没有说过'凡是'，列宁、斯大林没有说过'凡是'，毛泽东同志自己也没有说过'凡是'"。"毛泽东自己多次说过，他有些话讲错了。他说，一个人只要做工作，没有不犯错误的。"为了冲破禁锢，打开局面，邓小平发出了"我是实事求是派"的呐喊，旗帜鲜明地提出毛泽东思想的精髓是实事求是，支

持和领导了"实践是检验真理的唯一标准"的大讨论，为"实事求是"思想路线的重新确立奠定了基础。

二、"解放思想，实事求是"的提出与实践

1978年，在党的十一届三中全会之前召开的中央工作会议闭幕会上，邓小平作了题为《解放思想、实事求是，团结一致向前看》的重要讲话。邓小平的这次讲话实际上成了十一届三中全会的主题报告。他全面深刻地论述了"解放思想"与"实事求是"的关系，精辟地阐明了"解放思想，实事求是"的极端重要性，他指出："解放思想，开动脑筋，实事求是，团结一致向前看，首先是解放思想。只有思想解放了，我们才能正确地以马列主义、毛泽东思想为指导，解决过去遗留的问题，解决新出现的一系列问题。"在这一思想路线重新确立的过程中，邓小平对党的思想路线有了新的重大发展，把解放思想与实事求是联系起来，丰富和深化了党的思想路线。

基于"解放思想，实事求是"思想路线的正确指引，邓小平正确地评价了毛泽东同志的功过是非，充分肯定毛泽东思想的科学价值，同时也坚决纠正了毛泽东同志晚年的"左"的思想错误，从而实现了指导思想和各条战线的拨乱反正，把党和国家的工作重心转移到经济建设上来，作出了实行改革开放的重大决策，从此我国的社会主义现代化建设进入了一个新的历史时期。历史充分证明了邓

小平在这一正确思想路线的引导下作出了正确的决策，坚持思想与实际相统一、主观与客观相统一。

第三节　"解放思想，实事求是"是邓小平理论的精髓

一、它是邓小平理论的根本观点和方法

马克思列宁主义、毛泽东思想、邓小平理论是一脉相承的体系。邓小平把实事求是看作马克思列宁主义、毛泽东思想的精髓，在新的实践上形成的新的理论，也不可能越出这样的科学的规定。认为世界的本质是物质的，在实践——认识——再实践——再认识的往复循环的过程中，把握世界的本质和规律，并能动地改造世界，坚持事物是运动、变化、发展的思想。以这种科学的思想方法为武器确立的"解放思想，实事求是"思想是邓小平理论的根本观点和方法。

二、"解放思想，实事求是"是邓小平理论的起点

从邓小平理论起源的角度看，"解放思想，实事求是"既是邓小平理论的历史起点，又是逻辑起点。1978年12月召开的十一届三中全会，以"解放思想，实事求是"思想路线的重新确立为开端，实现了党的工作重点的转移，初步形成了"一个中心，两

个基本点"的基本路线,迈开了中国改革开放的步伐,这是新时期历史的起点,同时也是邓小平理论形成的逻辑起点。在此基础上,中国共产党领导中国人民开始了改革开放的伟大认识和实践,在实践和认识交相辉映的过程中,在历史和逻辑相互统一的过程中,形成了邓小平理论。

三、"解放思想,实事求是"是贯穿于邓小平理论的灵魂

邓小平理论具有多方面的极为丰富的内容,但是,每一部分都以解放思想、实事求是为出发点和根本点,解放思想、实事求是贯穿于邓小平理论的各个方面。比如:邓小平关于和平与发展成为时代主题的观点;关于我国还处于社会主义初级阶段的论断;关于社会主义本质的科学概括;关于改革是社会主义发展动力的观点;关于对外开放的理论;关于"一国两制"的科学构想等,都是解放思想、实事求是的结果和产物,都是从实际出发经过科学分析得出的正确结论。

"解放思想,实事求是"是邓小平理论的精髓,是邓小平同志观察问题、认识问题、作出决断的基本原则。没有这一点,就不会有邓小平理论。邓小平理论的全部内容,都贯穿着解放思想、实事求是的科学态度和创新精神。尤其是在重大历史关头,面临重大的历史课题,更是鲜明地展现了邓小平同志极大的理论勇气、政治

勇气和实践勇气。邓小平同志在1978年发表的《解放思想、实事求是，团结一致向前看》的重要讲话，实际上是十一届三中全会的主题报告，成为开辟新时期新道路、开创建设有中国特色社会主义理论，解放思想、实事求是的宣言书。正如江泽民同志所说："解放思想、实事求是，是建设有中国特色的社会主义理论的精髓，是保证我们党永葆蓬勃生机的法宝。"在邓小平同志去世以后，各届党中央领导人，都高举邓小平理论的伟大旗帜，运用邓小平理论研究我国经济和发展中的一系列重大的新问题，坚持和发展了关于我国社会主义初级阶段理论，坚持和发展了社会主义法制理论，坚持和发展了社会主义民主建设、文化建设和党的建设的理论。所有这一切，都贯穿着解放思想、实事求是这一条主线，经过实践和检验，充分证明"解放思想、实事求是"是邓小平理论的精髓。

第三章　社会主义的本质和根本任务

什么是社会主义、怎样建设社会主义，是邓小平在领导我国新时期改革开放和社会主义现代化建设的过程中，不断提出和反复思考的首要的基本理论问题。邓小平认为，"社会主义是什么"这个问题不搞清楚，"怎样建设好社会主义"就无从谈起，社会主义建设过程中就不可避免地犯大大小小的错误。邓小平分析了中国的现实，根据马克思主义的基本原理，总结几十年来国内外社会主义实践正反两方面的经验，科学揭示了社会主义的本质和根本任务，指出社会主义的本质是解放生产力、发展生产力，消灭剥削、消除两极分化，最终达到共同富裕；同时提出发展生产力是社会主义的根本任务。在此基础上，精辟阐发了在当今我国历史条件下建设社会主义的一系列基本问题，创立了建设中国特色社会主义理论，初步解答了这一时期的课题。这是对马克思主义的重大发展，同时对于我们在坚持社会主义基本制度基础上推进改革开放和现代化建设，建设有中国特色的社会主义社会，具有重大的理论意义、实践意义和政治意义。

十一届三中全会以后，我国在农村实行家庭联产承包责任制，沿海地区对外开放，自改革开放之始，我们一直受到姓"资"姓"社"问题的困扰。1984年，我国经济体制改革由农村推向城市，体制改革全面展开。国内外出现了关于"中国经济改革会不会使中国放弃社会主义"的议论。针对这一严重的社会现象，邓小平指出"对内搞活经济，是活了社会主义，没有伤害社会主义的本质"，"贫穷不是社会主义，社会主义要消灭贫穷。不发展生产力，不提高人民的生活水平，不能说是符合社会主义要求的"，"社会主义原则，第一是发展生产力，第二是共同富裕"，这两个原则可以说是本质论的雏形。20世纪80年代末90年代初，中国改革进入艰难时期，同期苏联解体、东欧剧变，姓"资"姓"社"问题再次升温。面对着"什么是社会主义"问题的反复，邓小平在1992年南方谈话中，有力地驳斥了市场经济等于资本主义、计划经济等于社会主义的谬论，指出：社会主义的本质是解放生产力、发展生产力，消灭剥削、消除两极分化，最终达到共同富裕。

第一节　解放生产力、发展生产力是社会主义的根本要求

众所周知，马克思主义经典作家一直十分重视生产力在社会发展中的作用。马克思认为社会产品还不够丰富，不能充分满足劳动者的需要，是使人们不能完全超出资产阶级狭隘眼界的基本原因，只有随着社会生产力的发展，物质财富的一切源泉充分涌流以后，社会才能实现各尽所能、各取所需。这一科学理论是邓小平把社会主义的本质规定为解放生产力和发展生产力的理论依据。

一、从生产力角度把握社会主义本质

"解放生产力，发展生产力"，这是从生产力的角度把握社会主义的本质。社会主义的物质基础是生产力的高度发达，社会主义社会仍存在解决生产力的问题，并不是建立了公有制的社会，生产力就自然获得了完全解放。历史唯物主义认为，生产力与生产关系、经济基础与上层建筑之间的矛盾运动是人类社会发展的动力。社会必须不断改革，使生产关系和上层建筑适应生产力和经济基础发展的需要，不断解放生产力，社会才能进步，社会主义也不例外。

二、既要发展生产力也要解放生产力

"过去，只讲在社会主义条件下发展生产力，没有讲还要通过改革解放生产力，这不完全。"我国的每一次改革都是为了解放生产力，"革命是解放生产力，改革也是为了解放生产力"。农村家庭联产承包责任制的推行，调动了农民生产积极性，解放了生产力。改革由农村转向城市，社会主义的计划经济体制、科技体制、政治体制改革，都是为了解放生产力。事实证明，我国的每一次改革都极大地解放了生产力，发展了生产力。"马克思主义的基本原则就是要发展生产力。"社会生产力的不断发展和进步，推动着社会形态的变换。社会主义代替资本主义的根本动力就是生产力的高速发展。我国是直接脱胎于半殖民地半封建社会的社会主义国家，人民的生活水平有所提高，但现有的社会生产力不能满足人民日益增长的物质文化需要，我们必须大力发展生产力。"社会主义的优越性最终要体现在生产力能够更好地发展上。"要坚持社会主义制度，最根本的是要发展社会生产力，而发展生产力的前提又是解放生产力。

第二节 消灭剥削、消除两极分化是
社会主义的根本方向

一、从生产关系角度把握社会主义本质

"消灭剥削，消除两极分化"，这是从生产关系的角度把握社会主义本质。没有剥削，没有两极分化是人们所追求的理想社会。在资本主义社会，由于生产资料的私有制存在着剥削的经济基础，不可能真正地消灭剥削、消除两极分化。当代西方资本主义发达国家人们的生活水平很高，但是社会的不公正、不平等、贫富悬殊的情况依然存在。邓小平指出，社会主义制度的确立，消除了剥削和两极分化的基础，因此可以建立一个没有剥削、没有两极分化的社会。然而，真正消灭剥削、消除两极分化是有一个过程的。我国的社会主义社会现阶段并不是很成熟、很完善，是社会主义的初级阶段。在社会主义初级阶段，生产力还不够发达，公有制多种经济成分共同发展，这使我国虽然消除了一个剥削制度，但是仍然存在一定程度的剥削现象，这些剥削现象是在社会主义范围之内的，是可以控制的，它们不是障碍，而是生产力发展的必要条件。只要坚持以公有制为主体，坚持以按劳分配为主，就坚持了社会主义的方向。所以说"社会主义有两个非常

重要的方面，一是以公有制为主体，二是不搞两极分化"。至于什么时候消灭剥削、消灭到什么程度，要服从于生产力发展的需要，取决于生产力发展的程度。

二、大力发展生产力是途径

从我国建立社会主义制度起，我们就很注重消灭剥削，避免两极分化，并把这看作是社会主义的主要标志。20世纪50年代进行社会主义改造，实行生产资料公有制就消灭了存在了几千年的剥削制度，消除了产生两极分化的经济条件。但是，由于当时没有坚持从我国生产力的状况和发展要求出发去完善社会主义制度，而是片面追求生产关系上的平均分配，到处割资本主义尾巴，平均主义盛行。这是对消灭剥削、消除两极分化的不正确的理解。改革开放以来，邓小平清醒地认识到，在我国现有的情形下，我们要以经济建设为中心，要大力发展生产力，这就必须建立适应生产力发展水平和要求的所有制结构和分配结构。

第三节　最终达到共同富裕是社会主义的根本目的

一、从最终目标角度阐释社会主义本质

"最终达到共同富裕"，这是从最终目标的角度阐述社会主

义本质。"社会主义最大的优越性就是共同富裕，这是体现社会主义本质的一个东西。"资本主义国家生产力的高度发展满足了极少数人的贪欲，造成了两极分化。社会主义实现了公有制，它解放生产力，发展生产力，是为了满足全体人民日益增长的物质文化需要，使人们共同富裕起来，消除两极分化。受制于各地生产力发展状况、经济发展程度、综合条件的差异，共同富裕并不意味着同步富裕。有条件的地区先发展起来，先富带后富，最终达到共同富裕。

吴仁宝是江苏无锡华西村村长，1995年6月，他带着华西村干部，来到被左宗棠称作"贫极甲天下"的宁夏固原地区，他看到那里的农家窑洞泥土斑驳，烟熏火燎，家具简陋而破旧，不觉伤心落泪。西部兄弟的处境给人的印象是活生生的。于是，吴仁宝将自己手中以及同行而来的华西村干部的钱物一一送给了村里的贫困同胞。这次访问后，他毅然拍板：在宁夏找块地方，建立宁夏华西。随后，他投入180万，从周围最贫困的县中搬迁882家最贫困的农户；投入160万，建立了小学、中专；吸收600个年轻村民，到江苏华西学艺。建设过程中，吴仁宝四到宁夏。如今，这里已经建成住房2000多间，开垦荒地一万余亩，植树18万株，绿化面积1200多亩，还建成了木制地板、空心砖、氯化稀土等40多个企业，年产值超亿元，成为国务院和宁夏回族自治区的"民族团结先进集体"，农业部的"东西合作示范区"。这为中央和兄弟省份分担了扶贫的重担，为东部与西部经济合作架起了金桥，也为华西自己开辟了广阔的市场。他说，给人一条鱼，不如教他捕鱼的方法，华西免费给村里的主要领导干部办培训班，培训学员上万次，在他的带领下，东部一些劳模参加办班，为西部培训学员近4万人。吴仁宝正是先富带动后富的实践者。

二、共同富裕需要逐步实现

邓小平坚持人民利益标准与社会主义价值标准的统一，把发展生产力与提高人民的生活水平紧密结合起来，把共同富裕作为社会主义的目标。它强调的社会主义在经济制度方面的本质要求，包含这样几层含义：贫穷不是社会主义，社会主义要消灭贫穷，实现共同富裕；社会主义的富裕是全体人民的共同富裕，不是少数人的富裕，不能搞两极分化；共同富裕是社会主义的奋斗目标，需要一个逐步实现的过程，要通过一部分人、一部分地区先富起来，最终达到共同富裕，不能搞平均主义。

邓小平对社会主义本质的科学概括，揭示了社会主义是一个以解放和发展生产力为基础，逐步消灭剥削、消除两极分化，最终实现共同富裕的社会历史过程。没有解放和发展生产力这一基础，共同富裕就无法实现，离开了共同富裕这一目标，解放和发展生产力也就失去作为社会主义本质的意义。消灭剥削和消除两极分化，也是一个受到"基础"制约和"目标"引导的过程。

第四节　发展是硬道理

一、发展是当今时代与中国的共同主题

发展问题是当今时代的一个基本主题。自人类进入当代社会，特别是20世纪70年代以来，发展问题逐步凸显为人类社会的首要问题，发展成为引领当今世界的潮流。邓小平特别强调发展问题，他指出"南北问题是核心问题"，也就是说发展问题是时代的核心主题。这是因为，无论是发达国家还是发展中国家，发展的问题都是他们所面临的历史性、时代性的迫切问题，是所有国家、民族的利益所在。发展也是当代中国的主题，20世纪70年代末，邓小平便提出："我们当前以及今后相当长一个历史时期的主要任务是什么？一句话，就是搞现代化建设，能否实现四个现代化，决定着我们国家的命运、民族的命运。"实现社会主义现代化，是现代化的历史潮流在中国的特殊表现，因此也是发展主题在当代中国的表现。1986年，邓小平在接见外宾的时候高度概括地指出，我们所做的工作可以概括为一句话："要发展自己。"1988年5月，他又指出："中国解决所有问题的关键是要靠自己的发展。"使中国迅速发展起来，这是民族的要求，人民的要求，时代的要求。

二、社会主义的根本任务是发展生产力

邓小平的社会主义本质理论，从社会主义的本质与根本任务、目标和手段的统一上，深刻回答了什么是社会主义，强调了发展生产力既是实现社会主义本质的基本条件，又是社会主义的根本任务。改革开放以来，邓小平以社会主义本质和根本任务理论为依据，为我国确立了牢牢以经济建设为中心、以共同富裕为目标的社会主义现代化建设的指导思想。他再三强调，经济建设是党和国家的中心任务，是当前最大的政治，其他的各项工作都是服从和服务于这个中心的，在什么情况下都不能冲击这个中心。在20世纪80年代末90年代初，他根据对国际、国内形势的观察和研究，提出我国要加快发展，争取在国际竞争中处于有利地位。1992年春，邓小平在考察我国南方时指出，要加快改革开放的步伐，抓住有利时机，加快发展。他说："抓住时机，发展自己，关键是发展经济"，"发展才是硬道理。"

从根本上说，中国特色社会主义是靠发展来不断巩固和推进的，社会主义要强大，要体现其优越性，关键在于发展；要解决前进中的问题也必须用发展的方法；发展是以经济建设为中心，以社会全面进步为目标的发展；把握发展是硬道理的战略思想，必须抓住机遇，珍惜机遇，用好机遇。我国近些年经济以持续、稳定、较快的速度发展，综合国力有了较大的提

升，不断缩小了与发达国家之间的差距，国际地位也得到了很大提高。"发展是硬道理"思想早已深入人心，我国改革开放以来所取得的举世瞩目的成就，在很大程度上得益于对这一思想始终不渝的坚持。

第五节　科学技术是第一生产力

一、知识经济时代的到来

人类社会从农业社会过渡到工业社会，直至当前的知识经济社会，科学技术对人类社会的推动作用越来越明显。统计资料显示，20世纪初，发达国家的经济增长只有5%~20%是靠技术进步取得的，到了20世纪70年代，经济增长已有60%~80%是靠技术进步取得的。20世纪80年代以来，产品中的科技含量比以往提高了许多倍，技术更新的速度越来越快，知识经济的大潮迅猛而来。邓小平同志说，由于现代科学技术的日新月异，生产设备的更新，生产工艺的变革都非常迅速。许多产品往往不到几年的时间就被新一代的产品代替了。当前，各式各样的智能手机更新换代的速度就是一个典型的代表。邓小平同志"科学技术是第一生产力"的论断，是对这个以知识资源为重要经济增长因素的时代的科学概括。

二、"科学技术是第一生产力"论断的提出

邓小平"科学技术是第一生产力"论断的提出，经历了一个过程。早在1975年邓小平主持中央日常工作，针对"文化大革命"的破坏进行全面整顿时，他就指出："如果我们的科学研究工作不走在前面，就要拖整个国家的后腿。"正是在这种情况下，邓小平指出："科学技术叫生产力，科技人员就是劳动者！"在1978年召开的全国科学大会上，邓小平同志高瞻远瞩，正确地指出："科学技术是生产力，这是马克思主义历来的观点。早在100多年以前，马克思就说过，机器生产的发展要求自觉地应用自然科学，并且指出：'生产力中包括科学'。现代科学技术的发展，使科学与生产的关系越来越密切了。科学技术作为生产力，越来越显示出巨大的作用。""四个现代化关键是科学技术现代化。"10年以后，邓小平同志关于科学技术是生产力的认识又有了深化。1988年，他在几次谈话中指出："马克思说过，科学技术是生产力，事实证明这话讲得很对。依我看，科学技术是第一生产力。"从此，这一新论断就同邓小平的其他论断一起成为中国人民进行现代化建设、发展科学技术和生产力的重要思想武器。1992年邓小平在视察南方的重要谈话中再次重申："我说科学技术是第一生产力。近一二十年来，世界科学技术发展得很快啊！高科技领域的一个突破，带动一批产业的发展。我

们自己这几年，离开科学技术能增长得那么快吗？要提倡科学，靠科学才有希望。"

三、"科学技术是第一生产力"理论的意义

"科学技术是第一生产力"这一理论给如何在现代条件下真正完成发展生产力的任务指明了现实的道路；它不仅对我国的经济建设有重要意义，对我国社会的政治生活、社会思想、文化精神生活都产生了重大影响，从而影响了整个社会生活和社会发展；它也是邓小平对当代科学技术发展的重大意义的精辟概括，是对马克思主义的生产理论的创造性发展，可以说，它将马克思主义的生产力理论发展到了一个新高度。

事实证明，哪个国家的科学技术领先，哪个国家就具有先进的生产力；谁掌握了先进的科学技术，谁就获得了先进的生产力，就能创造更多的财富。美国研究并开发了因特网，尽管最初的研究是出于军事上的需要，但是它很快就超越了军事范围。因特网这项科学技术的研发，将全世界人民带入了一个全新的网络时代，它在方便世界人民日常生活的同时，也为美国取得了更多的自主权与现实利益。再如，中国"水稻杂交之父"袁隆平用"三系配套"法实现水稻杂交，大大提高了水稻的产量，为世界反贫困事业作出了巨大贡献。

第四章 社会主义初级阶段是中国最大的实际

社会主义社会发展阶段问题是社会主义实践中出现的新课题，在经典著作中没有也不可能找到现成的答案。特别是没有经过资本主义充分发展而走上社会主义道路的社会主义国家面临的新问题，这个问题只能在建设社会主义实践中，通过不断总结历史经验逐步得到解决。

邓小平理论是实事求是，一切从实际出发，根据这条思想路线来探索中国怎样建设社会主义。为此，必须对中国的国情有一个正确的、总体性的判断。中国最大的实际是什么？就是中国现在正处于并将长期处于社会主义的初级阶段，我们现在所建设的是初级阶段的社会主义。邓小平指出："社会主义本身是共产主义的初级阶段，而我们中国又处在社会主义初级阶段，就是不发达的阶段。一切都要从这个实际出发，根据这个实际来制定规划。"在邓小平的倡导下，党的十三大提出并全面阐述了社会主义初级阶段的理论。邓小平逝世以后，党的十五大再次强调了这个理论。在新中国成立超过半个世纪的今天，我国的社会主义仍处在并将长期处在社会主义初级阶段。这个论断，是对过去几十年经验的科学总结，把未来的发展放在了坚实的基础上。半殖民地半封建的中国没有别的道路可走，在中国共产党的领导下义无反顾地走上了社会主义道路。但这个社会主义是初级阶段的社会主义，中国的一切都要从这个基点出发，在这个前提下，制定党的基本路线，确立党的基本纲领，建设有中国特色的社会主义。这一论断的提出，不仅有助于正确判断我国现代化建设的长期性、复杂性、艰巨性，而且是制定一切方针政策的客观依据。

第一节　社会主义初级阶段的长期性

一、社会主义初级阶段的提出

像中国这样一个脱胎于半殖民地半封建社会、经过新民主主义革命和时间不长的社会主义改造建立起来的社会主义社会，对它的基本国情的认识，党一直进行着极其艰苦和有益的探索，但直到党的十一届三中全会以前，总的来说处于不完全清醒的状态。党的十一届三中全会以后，在总结新中国成立以来历史经验和改革开放以来新的实践经验的基础上，以邓小平为代表的中国共产党人对我国社会主义所处的历史阶段进行了新的探索，逐步作出了我国还处于并将长时期处于社会主义初级阶段的科学论断，准确地把握了我国的基本国情。提出"社会主义初级阶段"这一具有特定内涵的新概念，这在马克思主义发展史上是第一次。我们讲从实际出发建设社会主义，最大的"实际"就是这一基本国情。

新时期党对社会主义发展阶段的认识经历了一个过程。1981年6月，党的十一届六中全会通过的《关于建国以来党的若干历史问题的决议》，第一次提出："我们的社会主义制度还是处于初级的阶段"的命题。1987年，党中央和邓小平在此认识基础上对我国社会发展阶段问题进行了集中思考，8月，邓小平在会见意大利共产党领导人时明确指出："中国社会主义是处在一个什么阶段？就是处在初级阶段，是初级阶段的社会主义。社会主义本身是共产主义的初级阶段，而我们中国又处在社会主义的初级阶段，就是不发达的阶段。"党的十三大对社会主义初级阶段和党的基本路线进行了系统阐述。党的十三大闭幕不久，邓小平强调指出，十三大的一个重要特点是"阐述了中国社会主义初级阶段理论，在这个理论指导下，坚定地贯彻党的十一届三中全会以来的路线、方针和政策"，这是党对社会主义和中国国情认识上的一次飞跃。

二、社会主义初级阶段的内涵

社会主义初级阶段是一个具有特定内涵的新的科学概念。它不是泛指任何国家进入社会主义都会经历的起始阶段，而是特指我国在生产力落后、商品经济不发达条件下建设社会主义必然要经历的特定阶段。即从1956年社会主义改造基本完成到21世纪中叶社会主义现代化基本实现的整个历史阶段。这个阶段，既不同于社会主义经济基础尚未奠定的过渡时期，也不同于已经实现社会主义现代化的阶段，是经济、政治、文化诸方面由不成熟、不完善逐步走向成熟的革命转变时期，是不能逾越，也是无法逾越的历史阶段。我们在现阶段所面临的主要矛盾，是人民日益增长的物质文化需要同落后的社会生产力之间的矛盾。阶级斗争在一定范围内还会长期存在，但已经不是主要矛盾。为了解决现阶段主要矛盾，就必须大力发展商品经济，提高劳动生产力，逐步实现工业、农业、国防和科学技术的现代化，并且为此而改革生产关系和上层建筑中不适应生产力发展的部分。

社会主义初级阶段的论断包括两层涵义：一是我国已经进入社会主义社会，我们必须坚持而不能离开社会主义。当代中国，以生产资料公有制为基础的社会主义经济制度，人民民主专政的社会主义政治制度和马克思主义在意识形态领域中的指导地位已经确立，因此，就社会性质来说，我国已经是社会主义社会，它具有社会主义社会的基本特征。二是我国的社会主义社会正处于并将长期处于初级阶段，我们必须正视这个初级阶段。我国的生产力发展水平低，经济文化比较落后；生产关系和上层建筑尚不成熟、不完善，因此，从我国社会主义发展水平和程度认定，我国生产力落后的状况还没有从根本上改变，在经济基础和上层建筑等方面，与科学社会主义所规定的社会基本特征还有较大的距离，我国的社会主义制度还不成熟、不完善。

三、我国处于并将长期处于社会主义初级阶段

社会主义初级阶段是一个相当长的历史过程，我们要作长时间的努力奋斗，这是对我国社会主义发展的历史方位、运作过程的确定。经济文化落后的历史前提和现阶段的基本国情决定了我国社会主义建设要经历一个长期的初级阶段。我国的社会主义制度脱胎于半殖民地半封建社会，生产力水平远远落后于发达资本主义国家，这就决定了我国必须经历一个很长的初级阶段，去实现别的国家在资本主义条件下实现的工业化，生产的市场化、社会化与现代化。我们要在100年中，走完发达国家200年的发展历程，任务十分艰巨。我们讲要搞清楚"什么是社会主义、怎样建设社会主义"，就必须搞清楚"什么是初级阶段的社会主义"、"在初级阶段怎样建设社会主义"。

正确认识我国社会主义初级阶段的长期性十分重要。首先，

明确社会主义初级阶段的长期性，有助于我们克服急躁情绪，实事求是地去建设好初级阶段的社会主义。其次，明确社会主义初级阶段的长期性，要求我们埋头苦干。千里之行，始于足下。目标已经明确，我们就应踏踏实实地、一步一个脚印地去实现社会主义初级阶段的各项历史任务。最后，明确社会主义初级阶段的长期性，有助于我们树立信心。既不要好高骛远，也不能灰心丧气；既要有雄心壮志，又要在实践中脚踏实地。这些对于我们的现实生活也有一定启发，无论做什么事情，都应该克服不良情绪，积极投入，埋头苦干。

第二节 "一个中心，两个基本点"

党的基本路线是党在某一历史发展阶段内总的、战略性的、全局性的根本指导方针，是统一全党思想和行动的基础，也是制定各项具体工作路线、方针、政策的根本依据。党的基本路线正确与否，直接关系到党的事业的成败。在每一个历史发展阶段，都提出和制定指导全局的基本路线，这是中国共产党的伟大创造。

党的基本路线是在中共十一大上提出来的，在会上，邓小平同志指出，搞社会主义现代化建设是基本路线。党的十三大对党在社会主义初级阶段的基本路线作了完整的科学概括，即：

"领导和团结全国各族人民，以经济建设为中心，坚持四项基本原则，坚持改革开放，自力更生，艰苦创业，为把我国建设成为富强、民主、文明的社会主义现代化国家而奋斗。"至此，党在社会主义初级阶段的基本路线完全形成。这条基本路线的主要内容，简单地说就是"一个中心，两个基本点"。"一个中心"是指"以经济建设为中心"，"两个基本点"是指"坚持四项基本原则"和"坚持改革开放"。

一、以经济建设为中心

以经济建设为中心，是这条基本路线的根本和关键。改革开放之前，我们在社会主义建设上出现过这样或那样的偏差，其中主要是对社会主义社会的主要矛盾认识不清。在一段时期，认为中国社会主义的主要矛盾是无产阶级同资产阶级之间的矛盾，因此在实践中提出以阶级斗争为纲，给社会主义建设带来了严重的后果。总结历史的经验教训，党的十一届三中全会实现了党和国家的工作重心的转移，即把工作重心转移到社会主义现代化建设上来，这是从社会主义初级阶段的实际出发的。社会主义初级阶段的主要矛盾是人民日益增长的物质文化需要同落后的社会生产力之间的矛盾。要解决这个矛盾，关键是要大力发展社会生产力。

二、坚持四项基本原则和改革开放

坚持四项基本原则，是两个基本点之一。坚持四项基本原则就是：坚持社会主义道路、坚持人民民主专政、坚持共产党的领导、坚持马列主义毛泽东思想。四项基本原则是立国之本，是实现现代化的政治保证。中国共产党是中国革命和建设的领导力量，在中国这样一个发展中国家，离开了党的领导，就会失去凝聚的核心，就会变成一盘散沙；离开了社会主义道路，中国就得不到较快的发展，现代化就没有了正确的发展方向；没有人民民主专政，不仅不能保证社会的稳定，也不能充分发扬人民当家做主的新型民主；离开了马列主义毛泽东思想和邓小平理论的指导，中国就会在发展中迷失方向。四项基本原则是相互联系的整体。在社会主义初级阶段，四项基本原则不能动摇，尤其是党的领导不能动摇，坚持党的领导是坚持四项基本原则的核心。

坚持改革开放是另一个基本点。改革开放是党的十一届三中全会以来党的路线的新的发展。改革是社会主义初级阶段发展的重要动力，对外开放是社会主义初级阶段发展的必要条件。社会主义基本矛盾是不具有对抗性质的矛盾，它能够通过自身的调整即通过改革来解决。在过去的社会主义建设中，由于历史和现实的原因，我国经济体制不适应生产力发展的要求。通过改革，特别是建设社会主义市场经济体制的改革，生产力得到解放和发展。开放也是一种改革，是对外关系上的改革。通过开放，不仅可以吸收国外先进的科学技术和管理经验，还可以通过国际市场有效利用国际资源，促进我国经济和社会的发展。没有改革开放，就没有这么多年来所取得的成就；要取得进一步发展，就要进一步改革开放。

坚持四项基本原则与坚持改革开放是相互联系的两个点。只有坚持四项基本原则，才能使改革开放顺利进行；只有在改革开放取得的伟大成就中，社会主义才能显示出勃勃生机，四项基本原则才能更好地坚持。

三、坚持社会主义初级阶段的基本路线不动摇

这条基本路线是立足于社会主义初级阶段的基础上的，已经被实践证明是正确的路线；同时由于社会主义初级阶段本身就是一个要经历上百年时间的长期过程，在这个过程当中，中国人民要在中国共产党的领导下，完成由不发达、不富裕向较为发达和较为富裕的转变。因此，必须坚持邓小平所强调的："要坚持党的十一届三中全会以来的路线、方针、政策，关键是坚持'一个中心，两个基本点'。不坚持社会主义，不改革开放，不发展经济，不改善人民生活，只能是死路一条。基本路线要坚持一百年，动摇不得。"我们要毫不动摇地坚持党的基本路线，把以经济建设为中心同四项基本原则、改革开放这两个基本点统一于建

设有中国特色社会主义的伟大实践中。

第三节　社会主义初级阶段的奋斗目标

党的基本路线提出把我国建设成为富强、民主、文明的社会主义现代化国家，这是党在社会主义初级阶段总的奋斗目标。党的十五大在总结改革开放以来的经验的基础上，进一步将党的基本路线中提出的奋斗目标具体化，提出了党在社会主义初级阶段的基本纲领。党的基本纲领进一步明确了什么是社会主义初级阶段，初级阶段如何建设社会主义。

党的社会主义初级阶段的基本纲领，是全党全国各族人民共同奋斗实践经验的总结，是我们对社会主义初级阶段认识的深化，是党的基本路线在经济、政治、文化等方面的展开，是理论上的一个新概括。我们必须坚持社会主义，从初级阶段的实际出发紧紧抓住经济建设这个中心，时刻不忘两个文明一起抓，促进经济、政治、文化的协调发展，实现社会全面进步。

中国实行改革开放30多年，创造了世界经济的奇迹。年平均增长率高达9.8%，国民生产总值从占世界经济总量的1.8%跃升为7.3%，在世界上的排名从第二十多位上升到第二位。这好比一场在田径场上的大国竞赛——中国从飞鸽牌自行车换乘上海牌汽车再登上神舟飞船，以最短时间和最快速度超越一个又一个对手。

国家国力的空前增长使中国人提高了民族自尊心和自豪感。我们应该认识到改革开放以来取得的瞩目成就，无不与以邓小平为代表的党中央作出的"中国处于并长期处于社会主义初级阶段"的科学论断有关，无不来源于对中国国情的正确认识。

第五章　"三步走"的发展战略

　　早在20世纪50年代中期，在我国社会主义改造即将完成、社会主义建设刚刚起步的情况下，以毛泽东为主要代表的中国共产党人，明确提出了建设社会主义现代化国家的任务，并逐渐形成了要实现四个现代化的战略思想，并于全国人大三届一次会议正式提出了要在20世纪末分两步实现工业、农业、国防和科学技术四个现代化的宏伟目标。但是，我国的现代化事业，由于急于求成的冒进的"左"倾错误，特别是由于"文化大革命"的干扰几乎中断。党的十一届三中全会的召开及其政策的制定，使中国社会主义建设发展战略进入了真正的实施阶段。

　　实现社会主义现代化，是我国在社会主义初级阶段的基本路线和基本纲领规定的根本任务和奋斗目标。为了尽快实现中国现代化的目标，党的十一届三中全会以后，邓小平开始重新考虑我国现代化建设战略目标和步骤。在总结我国现代化建设经验的基础上，依据中国的基本国情，坚持了毛泽东、周恩来提出的四个现代化的战略目标，为我国设计了"三步走"的战略部署和基本实现现代化的发展战略。这一战略科学地分析了我国经济现象并预测了未来发展的趋势和程度，从总体上规划了奋斗目标和前进步骤。

第一节　"三步走"发展战略的目标

我国的经济发展战略目标是，到21世纪中叶，把我国建设成为富强、民主、文明的社会主义现代化国家，基本实现工业、农业、国防和科学技术的现代化，即实现四个现代化。这一目标体现了中国现阶段发展所要达到的水平和人民生活水平所要提高的程度。

一、量化目标的提出

邓小平在1979年党的理论工作务虚会上明确指出："我们当前以及今后相当长一个历史时期的主要任务是什么？一句话，就是搞现代化建设。能否实现四个现代化，决定着我们国家的命运、民族的命运。"邓小平又提出了现代化的量化目标，即到本世纪末达到小康水平的战略目标。1979年12月，会见来访日本前首相大平正方，当谈到四个现代化时，邓小平同志说："是不是可以确定这样一个目标，到本世纪末翻两番。1979年中国人均国民生产总值是250美元左右，到本世纪末，就是人均1000美元。"他说："我们提出四个现代化的最低目标，是到本世纪末达到小康水平。这是1979年12月日本前首相大平正方来访时我同他首次谈到的。所谓小康，从国民生产总值来看，就是年人均达到800美元。"到了80年代中期，邓小平进一步规划我国下一个世纪的发展目标。他指出，到本世纪末，中国人均国民生产总值将达到800美元至1000美元，那时候我们叫小康社会，"更重要的是，有了这个基础，再过50年，再翻两番，达到人均4000美元的水平……中国就是个中等发达的国家了"。

据1979年国家统计公报报道。1979年，农村人民公社每人平均从集体经济分得的收入为83.4元，比上年增加9.4元；社员个人家庭副业收入也有较多增加。1979年全民所有制职工平均工资为705元，比上年增长9.5%。扣除职工生活费指数上升因素后，全民所有制职工每人平均的实际工资，比上年增长7.6%。1979年新建职工住宅6256万平方米，比上年增长66%。 1979年，全国城镇安置待业青年和其他人员以及国家统一分配的大中专应届毕业生共902.6万人，同退职、退休等自然减员人数相抵后，全国职工总数达9967万人，比上年增加468万人。其中全民所有制职工7693万人，增加242万人；城镇集体所有制职工2274万人，增加226万人。由于职工人数增加，加上许多企业实行计件工资和奖励制度，以及发给副食品价格补贴等，全年工资总额达647亿元，比上年增长13.7%。其中全民所有制职工工资总额为530亿元，增长13%。国家决定从1979年11月开始，对40%的职工进行升级调资，并调整部分地区的工资类别。1979年底，全国人口为97092万人，比1978年95809万增加1283万人。1979年人口出生率为17.9‰，死亡率为6.2‰，自然增长率为11.7‰。由这些数据可以看出经济发展战略提出之前，即改革开放之初我国人民生活水平状况和国家经济发展的水平，收入有所提升，但鉴于生产力水平不高，人口基数大，人均收入仍然很少。

二、"三步走"的完整提出

1987年4月，邓小平同志完整地提出了"三步走"的战略步骤。4月30日，他在人民大会堂会见了西班牙政府副首相格拉。面对外国友人对中国改革开放的称赞，邓小平同志第一次比较完整地描绘了从新中国成立到下个世纪（21世纪）中叶100年间中华民族的复兴蓝图："从十一届三中全会开始，我们制定了一系列新的方针政策，实践证明这些方针政策是正确的。但毕竟这只是开始。我们原定的目标是，第一步在80年代翻一番。以1980年为基数，当时国民生产总值人均只有250美元，翻一番，达到500美元。第二步是到本世纪（20世纪）末，再翻一番，人均达到1000美元。实现这个目标意味着我们进入小康社会，把贫穷的中国变成小康的中国。那时国民生产总值超过1万亿美元，虽然人均数还很低，但是国家的力量有很大的增加。我们制定的目标更重要的还是第三步，在下世纪（21世纪）用30年到50年再翻两番，大体上达到人均4000美元。做到这一步，中国就达到中等发达的水平。这就是我们的雄心壮志。"至此，邓小平同志关于我国现代化的战略目标和"三步走"的战略思想最终完全确立了。

第二节 "分三步走"实现目标的台阶式发展

一、"三步走"发展战略的正式表述

党的十三大按照邓小平的构想，在党的文件中，将"三步走"发展战略正式表述出来：第一步，从1981年到1990年，实现国民生产总值比1980年翻一番，解决人们的温饱问题；第二步，到20世纪末，使国民生产总值再翻一番，人民生活达到小康水平；第三步，到21世纪中叶，人均国民生产总值达到中等发达国家水平，人民生活比较富裕，基本实现现代化。第一步战略目标已经在20世纪80年代末基本实现，第二步战略目标也已在20世纪90年代末实现。"三步走"发展战略的每一步都把社会生产发展水平及其相应的人民生活水平作为标准，划分社会主义建设的三个战略步骤和确定每一步所要达到的目标，即"温饱型"、"小

康型"和"比较富裕型"。这与过去相当长一段时期单纯用生产发展水平或用几种产品的产量来规定发展目标的做法不同，更全面地反映了社会主义经济运动发展的内在规律和本质要求。中国的社会主义建立在相对贫穷落后的基础之上，从贫穷到富裕的历史过程构成了社会主义初级阶段。根据国民生产总值和人民生活水平，邓小平把社会主义初级阶段分为若干个发展阶段，进一步凸显了社会主义初级阶段从贫穷到温饱，再到小康，最后到达富裕阶段的社会发展过程。中国人民在成功实现了"三步走"发展战略的第一步和第二步目标的基础上，正在为第三步战略目标的实现而奋斗。

二、"三步走"战略的新发展

党的十五大将"三步走"战略中的第三步进一步分成了三个具体的阶段：第一个10年实现国民生产总值比2000年翻一番，使人民的小康社会更加宽裕，形成比较完善的社会主义市场经济体制；再经过10年的努力，到建党100年时，使国民经济更加发展，各项制度更加完善；到21世纪中叶建国100年时，基本实现现代化，建成富强民主文明的社会主义现代化国家。党的十六大总结了改革开放以来特别是十三届四中全会以来的经验，明确提出，要在21世纪的头二十年集中力量，全面建设惠及十几亿人口的更高水平的小康社会，并且制定了全面建设小康社会的宏伟纲领。

全面建设小康社会，成为实现现代化建设第三步战略目标必经的承上启下的关键发展阶段。这些都是对"三步走"发展战略理论的运用、深化和发展。

分"三步走"实现现代化战略目标的提出，具有重大意义。这个对发达国家而言不高的目标，对于中国人来说，却是一种雄心壮志，表明中国人民要用100年的时间走完发达国家几百年走过的路程。如果21世纪中叶中国那时有15亿人口，人均达到4000美元，年国民生产总值就达到6万亿美元，属于了世界前列。这不但是给占世界总人口四分之三的第三世界走出了一条新路，更重要的是向世界表明，社会主义是必由之路，社会主义优于资本主义。

第三节 "三步走"发展战略的重点

为了更好地实现发展的战略目标，邓小平同志提出了"以重点带动全局"的思想，即在实施发展战略过程中，先要集中精力抓好重点产业的生产，由这些重点产业去带动、促进和保障整个国家经济快速、顺利、健康发展。重点包括三方面的内容，"一是农业，二是能源和交通，三是教育和科学"。因为农业是国民经济的基础，能源和交通是支撑经济发展的基础产业，科学技术是第一生产力，而发展科学技术，不抓教育不行。

一、农业是根本

农业是国民经济发展的基础，是重中之重。我国是一个人口众多的农业大国，农业是我国国民经济发展、社会安定、国家自立的基础，是我国社会主义现代化建设的一个根本性的问题。邓小平同志历来重视农业、农村以及农民问题。邓小平经济发展战略的一个重要内容就是坚定不移地把农业放在首位，全面振兴农村经济。改革开放以来，他多次指出："农业是根本，不要忘掉。"对我国来讲，没有农村的稳定和全面进步，就不可能有整个社会的稳定和全面进步；没有农民的小康，就没有全国人民的小康；没有农民的富裕，就没有中国的富裕。同时，农民是党在农村的依靠力量，是国家政权最广泛、最深厚的群众基础。党同农民的关系问题始终是关系党和国家前途命运的重大政治问题。所以，农业、农村、农民的问题，是必须优先并且着重解决的问题。

关于怎样发展我国的农业，邓小平指出："农业的发展一靠政策，二靠科学。科技的发展和作用是无穷无尽的。"在邓小平的领导下，我国经济体制改革首先在农村展开，"给农民自主权，给基层自主权，这样一下子就把农民的积极性调动起来了，把基层的积极性调动起来了，面貌就改变了。"在农村实行家庭联产承包责任制和双层经营政策，并把这一体制作为一项基本制度长期稳定下来，不断充实完善。这一基本制度在实践中取得了极大的成就，调动了农民的生产积极性，促进农业和农村经济的发展，促进农民生活水平的改善和提高。农村改革的成就，为全国改革、发展、稳定作出重要贡献。

二、能源和交通

能源、交通通信、主要原材料和水利等基础工业和基本设施，是我国经济发展中的薄弱方面，也是我国经济应该发展的重点。在过去一段时期内，我国存在着基础工业和基础设施落后的问题，成为国民经济发展的"瓶颈"，严重阻碍着国民经济整体发展。邓小平十分重视基础工业和基础设施的建设。"我赞成加强基础工业和农业。基础工业无非是原材料工业、交通、能源等，要加强这方面的投资，要坚持十到二十年，宁肯欠债，也要加强。这也是开放，在这方面，胆子要大一些，不会有大的失误。多搞一点电，多搞一点铁路、公路、航运，能办很多事情。"经过几十年的建设，我国的基础工业和基础设施有了很快的发展，长期制约我国经济增长的"瓶颈"大为缓解。但我国的基础工业和基础设施在世界上还处于比较落后的水平，仍滞后于整个国民经济的发展，还可能形成新的"瓶颈"，我国政府需要加大投入力度，加强规划，使其适合我国经济发展的需要。

三、教育和科学

我们国家国力的强弱，经济发展后劲的大小，越来越取决于劳动者的素质，取决于知识分子的数量和质量。一个十多亿人口的大国，如果教育上去了，人才资源的巨大优势，将是任何国家都比不了的。邓小平同志认为教育是现代化的基础，是民族的最根本事业，是国家发展的战略重点。"中国提出要以极大的努力抓教育，并且从中小学抓起，这是有战略眼光的一招，如果现在不向全党提出这样的任务，就会误了大事，就要负历史的责任。"科学技术是第一生产力，中国要发展离不开科学技术。我国的现代化目标的实现，关键在于科学技术的现代化，特别是我们科学技术水平不高，科学技术在经济运行中的作用发挥不够，要求我们进一步重视科学技术，加快科学技术的发展。

这是一个知识经济的时代，信息正在以前所未有的速度膨胀和爆炸，当今的世界是开放的世界，要让我国在这个信息世界中跟上时代的步伐，作为21世纪的主力军，必须能更快地适应这个高科技的社会，要具有从外界迅速、及时获取有效科学信息和传播科学信息的能力，具备相应的科学素质。

第六章　改革是中国的第二次革命

1978年，邓小平就指出："引进先进技术设备后，一定要按照国际先进的管理方法、先进的经营方法、先进的定额来管理，也就是按照经济规律管理经济。一句话，就是要革命，不要改良，不要修修补补。"1985年邓小平明确指出："改革是中国的第二次革命。""十一届三中全会决定进行改革，就是要选择好的政策。改革的性质同过去的革命一样，也是为了扫除发展社会生产力的障碍，使中国摆脱贫穷落后的状态。从这个意义上说，革命也可以叫革命性的变革。"这就是说，当代中国的改革不是枝节的、修修补补式的，而是从根本上改变原有的经济体制；不是仅仅限于某一方面，而是"全方位"的，涉及到经济、政治、文化各个方面；目的同"过去的革命"一样，是为了解放生产力，所以，"实质上是一场革命"。

改革的实质就是要从根本上改变束缚我国生产力发展和社会

发展的经济体制、政治体制、科技体制、教育体制、文化体制等各种具体制度，以适应中国社会主义现代化建设的需要。无论从改革在解放生产力和发展生产力方面所起的巨大作用看，还是从其引起我国社会关系和社会生活变革的深度和广度看，都可以说是一场新的革命。说改革是第二次革命，是相对于新民主主义革命而言的。

以经济建设为中心，发展生产力，是社会主义的本质要求，也是中华民族的根本利益所在。在当代中国，要发展生产力，一方面要以科学技术为"第一"生产力，另一方面要进行改革，尤其是改革经济体制，从而为生产力的发展开辟广阔的社会空间。改革是社会主义社会发展的直接动力，"坚持改革开放是决定中国命运的一招"。不坚持社会主义，不改革开放，不发展经济，不改善人民生活，只能是死路一条。30年来我国社会发展的成就证明，邓小平作出的改革决策是及时而正确的。改革的意义，是为下一个10年和下世纪的前50年奠定良好的持续发展的基础。

第一节　改革是社会主义中国发展的必由之路

一、改革的开始

20世纪70年代末，我国的改革首先从广大农村开始。一提到中国的农村改革，人们自然会想起安徽省凤阳县小岗村里的20位农民签订的那一份土地承包合同。1978年12月16日，晚饭过后，安徽省凤阳县梨园公社小岗村20户农民代表全队20户农民（两户单身），聚在一间泥墙草顶的房子里，神态极为严肃地写下了一纸契约，把集体耕地包干到户，目的是为了找一条活路，换一个活法。就在这个夜晚，产生了一份土地承包合同，这是一份在今天看来并不十分规范的合同文书，但却是一份震动全国的农民宣言。每个姓名之上，均附有一片血红，其中有17个指印，三方图章。这个惊天动地的契约，现在作为中国当代史的珍贵文物，保存在中国革命博物馆。在小岗村农民签订土地承包合同后两天，也就是在1978年12月18日，中国共产党第十一届三中全会在北京召开。全会作出了把全党工作转移到社会主义现代化建设上来和实行改革开放的战略决策，提出要"多方面地改变同生产力发展不相适应的生产关系和上层建筑，改变一切不相适应的管理方式、活动方式和思想方式"。在这次全会上，邓小平果敢地发起了一场新的革命。

二、改革是由社会主义社会基本矛盾决定的

改革是由社会主义社会基本矛盾运动决定的。在社会发展中，生产力和生产关系之间、经济基础和上层建筑之间的矛盾，是贯穿人类社会始终的基本矛盾。为了解决这些矛盾，为了发展

社会生产力，实现社会主义现代化的宏伟目标，就必须不断调整和改革不适应生产力发展的生产关系和上层建筑的某些环节、某些方面的缺陷和弊端，不断完善适合生产力发展的经济、政治、文化等体制，为解放和发展生产力扫除障碍。从本质上来说，社会主义制度同生产力的高度发展是一致的。正如邓小平同志所说，要坚持社会主义制度，最根本的是要发展社会生产力，要发展生产力，就要进行一系列的体制改革。只有通过改革，才能创造新生产力的强大动力，社会主义制度才能得到巩固和发展，并逐渐走向完善和成熟，社会主义制度的优越性才能得到充分发挥，社会主义现代化才有希望。

三、改革也能解放和发展生产力

改革是为了解放和发展生产力。邓小平还指出：革命是解放生产力，改革也是解放生产力。推翻帝国主义、封建主义、官僚资本主义的反动统治，使中国人民的生产力获得解放，这是革命，所以革命是解放生产力。社会主义基本制度确立以后，还要从根本上改变束缚生产力发展的经济体制，促进生产力的发展，这是改革，所以改革也是解放生产力。过去，只讲在社会主义条件下发展生产力，没有讲还要通过改革解放生产力，这不完全，还应该把解放生产力和发展生产力两个讲全了。改革引起了社会生活的深刻变化。改革开放30多年时间里，社会政治、经济、思想、文化等各个领域发生了深刻变革，发展速度、发展成就和人民生活水平的改善程度令世界惊叹。改革引起社会关系的全面变革。改革，即改变同生产力发展不相适应的生产关系、上层建筑，并引起经济生活、社会生活、思想观念等一系列重大变化，改革已辐射到社会生活的一切领域，促使社会生活发生整体转型。

国内生产总值由1952年的679亿元上升到2006年的209407亿元，年均递增7.9%。其中1979至2006年年均增长9.6%，是新中国经济发展最快的时期，是世界同期增长速度最快的国家。最近30多年来，在改革开放的推动之下，中国的GDP以每年接近10%的速度增长，这在世界历史上也是没有先例的。根据国际货币基金组织公布的数据，2005年中国国内生产总值跨过2万亿美元台阶，跃居世界第四位，国内生产总值占世界的份额由2001年的4.2%提高到2005年的5.0%。人均GDP则由1978年的257元提高到2006年的15930元。改革开放初期，我国没有一种农产品产量能达到世界第一，工业更弱。经过几十年的不懈努力，主要农产品中，谷物、肉类、棉花、花生、油菜籽、茶叶、水果等产品产量已位居世界第一，甘蔗、大豆分别居第三、第四位。主要工业产品中，钢、煤、水泥、化肥、棉布、糖产量位居第一位，发电量居第二位，原油产量居第六位，其他主要产品产量的位次也明显前移。在改革开放30多年的时间里，中国城镇居民的可支配收入和农村居民的纯收入就增长了6.7倍，人民的生活水平显著提高（2007年以前的统计数据）。这些数据足以表明改革对中国社会发展产生了强大动力。

第二节　判断改革得失成败的标准：三个"有利于"

三个"有利于"是指"是否有利于发展社会主义社会的生产力，是否有利于增强社会主义国家的综合国力，是否有利于提高人民的生活水平"，是判断我们改革和各项工作得失成败的标准。

一、三个"有利于"标准的形成

三个"有利于"标准是邓小平在建设有中国特色社会主义实践过程中坚持不断解放思想、实事求是的产物，是及时分析、总结改革开放和社会主义现代化建设过程中出现的各种新问题、新情况和新经验的结果。它的提出经历了一个从确立实践标准到确立生产力标准，再到确立三个"有利于"标准这样一个不断深化的过程。1978年关于"检验真理标准大讨论"的最大成果，就是重新确立了"实践是检验真理的唯一标准"这一马克思主义的基本原则，为改革开放和现代化建设奠定了坚实的思想理论基础，是当代中国历史上第一次思想大解放运动的助推器和标志。随着工作重心的转移和社会的不断发展，邓小平反复思考，提出了"生产力标准"，一再要求是否以发展生产力和是否实现四个现代化作为衡量我们一切工作是非得失的标准，1987年党的十三大报告明确提出并着重论述了生产力标准。1992年，针对一些人用抽象的社会主义原则来衡量现实生活，抽象论述所谓的姓"社"姓"资"问题，邓小平明确指出："改革开放迈不开步子，不敢闯，说来说去就是怕资本主义的东西多了，走了资本主义道路。要害是姓"资"还是姓"社"的问题。判断的标准，应该主要看是否有利于发展社会主义社会的生产力，是否有利于增强社会主义国家的综合国力，是否有利于提高人民的生活水平。"为正确地评价改革得失成败提供了一个全面而科学的标准，党的十四大根据邓小平的思想，把三个"有利于"标准作为判断各项工作是非得失的标准。

二、三个"有利于"标准是客观合理的标准

三个"有利于"标准是解放思想、实事求是的产物，同时又是进一步解放思想、实事求是的思想武器。正确理解和把握三个"有利于"标准，对于我们坚定信心搞改革，大胆地闯，大胆地试，具有十分重要的意义。三个"有利于"标准是在总结正反两方面的经验教训，反对"左"和"右"的错误倾向中产生和发展起来的客观标准。三个"有利于"标准是由社会主义本质所规

定的衡量一切工作是非得失的标准；在三个"有利于"标准中，有利于发展社会主义社会的生产力，即生产力标准是根本标准，是三个"有利于"标准的基础，但它不是唯一的标准，发展生产力、增强综合国力和提高人民生活水平三者之间是紧密联系在一起的；在三个"有利于"标准中，是否有利于提高人民生活水平是目的。

第三节　处理好改革、发展与稳定的关系

改革、发展与稳定是一个有机的整体，它们的相互关系贯穿于社会主义现代化建设的全过程。三者中任何一个出了问题，不仅会直接影响另外两方面，而且会直接影响社会主义现代化建设的全局，三者之间的关系是一个必须高度重视、认真处理的重大问题。邓小平极为重视改革、发展与稳定的关系。

一、发展是目的

中国的主要目标是发展，这是在处理三者相互关系问题时首先要树立的观念。按照邓小平的观点，中国解决自身内部一切问题的关键是要靠自己的发展，特别是社会生产力和国民经济发展。只有社会生产力和国民经济持续不断发展，才能克服前进道路上遇到的各种困难、实现既定的方针政策和体现社会主义制度

的优越性。中国在世界舞台和国际事务中所起作用的大小也要看我们自己的发展情况。党的十一届三中全会以后，我国生产力得到了飞速发展，国家的综合国力得到了明显增强，从而使我们在国际事务中所发挥的作用越来越重要，充分显示出发展起来的中国在世界舞台上的作用。

二、改革是动力

要发展就必须改革。改革是解放生产力，也是发展生产力。邓小平指出："我们所有的改革都是为了一个目的，就是扫除发展社会生产力的障碍。"在改革与发展之间，发展是目的，改革是动力。只有改革，只有广泛而深入地改革，才能解决生产力发展过程中新出现的各种问题，为生产力的发展开辟出广阔的空间。改革是发展不可缺少的推动力量。反过来，也只有发展，只有持续不断地发展，只有通过发展给人们带来的利益远远大于人们在改革中害怕失去的利益时，改革才能持续下去，深入下去，才不会半途而废。所以，一方面离开改革不可能发展，改革是发展的动力；另一方面离开发展也不可能有真正的改革，发展是改革的目的。

三、稳定是前提

无论改革还是发展都需要有一个稳定的社会环境作保证。

邓小平指出："中国一定要坚持改革开放,这是解决中国问题的希望。但要改革,就一定要坚持稳定的政治环境……离开国家的稳定就谈不上改革和开放。" 所谓稳定的社会环境,主要包括两方面的内容:一是国家政局要稳定;二是现行政策不变。政局稳定和现行政策不变相结合,就是稳定和良好的环境,其中,最重要的就是安定团结的政治局面,也就是政局稳定。如果国家整天处在动荡之中,不能从时间和空间上为生产力的发展创造有利的条件,不能为人民生活水平的提高提供安定的社会环境,再好的愿望也要落空,再好的计划、方案也无法实施。但仅有稳定的政局还不够,还必须做到现行的政策稳定。如果政策变来变去,其结果同政局不稳是一样的。邓小平强调指出:"总的讲,我们有四个不变:坚持四项基本原则不变,一心一意搞四个现代化不变,两个开放不变,进行经济体制改革和政治体制改革的方针不变。"并认为"讲不变,应该考虑整个政策的总体、各个方面都不变,其中一个方面变了,都要影响其他方面"。

2000年末我国国内生产总值8万多亿元,至2009年上升到33万多亿元,10年间翻了两番。在新世纪里我们面对着诸多的因素,我国经济依然高速发展,这充分说明了我国的改革体制是成功的。特别是2007年以来,世界经济陷入空前的危机之中。由于美国的次级房贷市场泡沫的破裂,金融资金链的断裂使得美国经济严重下滑,由此世界经济受到重创,我国因为主要向发达国家地区的产业外向出口经济模式，特别是一些沿海中小企业主要出口至欧美等发达国家，所以2007年和2008年我国经济受到严重影响。但是我国经济依然是高速增长，2008年国内生产总值超过30万亿元，2007年增长9%，物价总水平涨幅得到控制，财政收入6.13万亿元，增长19.5%。粮食连续五年增产，总量达到52850万吨，进出口贸易总额的2.56万亿美元，增长17.8%，实际利用外商直接投资924亿美元；城镇居民人均可支配收入15781元，农民居民纯收入4761元，实际增长8.4%和8%，而且2008年我国经历了"5·12"大地震和北京奥运会、残奥会以及神七载人航天飞行等重大事件。在所谓的后经济时代，我国经济在振兴恢复之时采取的一系列措施，为世界经济的增长作出巨大贡献。

这些可喜的成绩再次说明我国改革的正确性，而这一切的成功都是建立在我国有个相对稳定的社会环境。稳定的政治环境是改革和发展健康前行的前提和保证；改革和发展是造成稳定的社会环境的物质基础。在改革和发展中，我们要把变和稳有机地结合起来，力争最大程度地把改革的深度和广度，发展的速度同改革和发展方案的稳妥、协调以及社会可以接受的程度结合起来，在稳定的社会环境中通过改革促进发展。

第七章　对社会经济理论的重大创新

早在1979年，邓小平就指出："说市场经济只存在于资本主义社会，只有资本主义的市场经济，这肯定是不正确的。社会主义为什么不可以搞市场经济，这个不能说是资本主义。""社会主义也可以搞市场经济。"1985年邓小平又鲜明地指出："社会主义和市场经济之间不存在根本矛盾。""多年的经验表明，要发展生产力，靠过去的经济体制不能解决问题。所以，我们吸收资本主义中一些有用的方法来发展生产力。现在看得很清楚，实行对外开放政策，搞计划经济和市场经济相结合，进行一系列的体制改革，这个路子是对的。"1987年邓小平进一步指出："计划和市场都是方法嘛。只要对发展生产力有好处，就可以利用。它为社会主义服务，就是社会主义的；为资本主义服务，就是资本主义的。"1991年初，邓小平再次指出："不要以为，一说计划经济就是社会主义，一说市场经济就是资本主义，不是那么回事，两者都是手段，市场也可以为社会主义服务。"

1992年初，邓小平在南方谈话中，更加明确地提出，计划多一点还是市场多一点，不是社会主义与资本主义的本质区别，并提出："计划经济不等于社会主义，资本主义也有计划；市场经济不等于资本主义，社会主义也有市场。"这就对社会主义可不可以搞市场经济这个长期争论不休、但又事关重大的问题，作出了一个透彻、精辟的总回答，从根本上解除了把计划经济和市场经济作为姓"资"还是姓"社"的标志这样一个传统思想的束缚，对我国经济改革产生了极大地推动作用，成为我们党制定政策的基本理论依据。

长期以来，人们自觉或不自觉地在市场经济与资本主义、计划经济与社会主义之间划等号，这构成了建立排斥市场机制的传统计划体制的理论基础。邓小平从如何解放和发展生产力的角度出发，把马克思主义与中国的实际结合起来，提出了计划经济不等于社会主义，市场经济不等于资本主义，计划和市场都是经济手段，社会主义也可以搞市场经济的著名论断。这些论断是邓小平经济理论中最具独创性的部分，他丰富和发展了马克思主义，为我国建立社会主义市场经济体制奠定了坚实的理论基础。

第一节　计划经济与市场经济都是手段

计划经济和市场经济都是手段和方法，不是区别姓"社"还是姓"资"的标志。由于传统的观念把计划经济和市场经济作为区别社会主义和资本主义的一个基本经济特征，所以，要打破这个传统观念，就要把计划经济和市场经济看成社会化大生产的一般手段，把它们与不同性质的社会基本制度区别开来。

一、计划经济配置方式

在社会化大生产的条件下，社会资源的配置基本上有两种方式：一种是计划经济方式，即以国家计划为中心，用行政指令的办法在社会范围内进行分配，社会主义国家都曾采用过这种分配方式。集中计划的社会资源配置方式虽然在一定时期发挥过积极作用，但随着分配的扩大，供求关系日益复杂，信息收集和反馈成本越来越高，集中分配难以正确反映实际情况，因而经济运行效益差，资源浪费很大。

二、市场经济配置方式

进入20世纪60年代以后，社会主义国家先后开始探索引入市场资源配置方式的改革。另一种是市场经济的配置方式，即以市场为基础来配置社会资源。其一般特征主要是：生产要素商品化，配置杠杆价格化，市场竞争自由化。这种配置社会资源方式的优点，从资本主义的自由竞争阶段看，主要是利益直接驱动，调动众多经济主体对市场的关心；价格信号比较灵敏，促进生产和需求的及时协调；公平竞争，有利于社会资源的优化配置。但是，这种完全靠自由市场配置资源的方式也有其局限性、盲目性等固有缺陷，甚至会导致经济危机。所以，资本主义的自由市场发展到一定阶段，也要求政府实行某些宏观调控措施。从而，使古老的自由市场经济逐步变为现代市场经济。

第二节　社会主义和市场经济之间不存在根本矛盾

一、二者之间不存在根本矛盾

社会主义制度与市场经济之间不存在根本矛盾。商品交换产生的原因有两个：一是社会分工，二是人们之间存在着不同利益主体的经济关系。前者要求产品流通，后者决定这种交换必须按照等价原则进行，这就产生了商品关系。社会主义历史阶段，既存在着越来越发达的历史分工，又由于生产力发展水平的多层次性和劳动的谋生性，人们之间广泛地存在着不同利益主体之间的经济关系。主要是：多种所有制主体之间的关系；不同公有制主体之间的经济关系；同一公有制内部不同企业主体之间的经济关系。这些诸多的利益差别关系，只能通过等价交换的形式来实现。所以，社会主义经济必然是商品经济。商品经济是社会主义不可逾越的阶段，商品经济和社会主义社会共始终。而在商品经济条件下，资源配置和经济运行要采取市场经济的形式。这样，社会主义经济也就必然与市场经济发生联系，从而使市场经济成为社会主义经济的内在要求和必然的实现形式。

二、二者是共性与个性的统一

社会主义市场经济是社会主义制度与市场经济二者之间共性和个性的统一，它首先具有现代市场经济的一些共同特点，如企业的自主经营，价格的自由波动，完善的市场体系，竞争的市场秩序，经济运行开放化等，同资本主义条件下的市场经济在运行规则上有相通和相似的地方。正如邓小平所说的，社会主义的市场经济，方法基本上和资本主义相似。因此，应该吸收和借鉴当今世界市场经济国家的一切有用的知识和经验。但是，现实的市场经济总是与各国特有的历史条件和社会的基本制度结合在一起，因此，各国的市场经济就不能不具有各自不同的制度特征。

1992年至2012年，市场经济的种子撒进了社会主义的土壤，其成长之茁壮、活力之旺盛、成果之丰硕，超过了所有人最初的想象。而它在未来道路上可能遇到的各种矛盾、问题和风险，同样非20年前所能具体预见。社会主义与市场经济，不只是像邓小平所断言的那样"不存在根本矛盾",更在相互的化学反应中极大地解放和发展了生产力。20年过去了,社会主义不仅没有被市场经济"和平演变",反而在市场繁荣、经济飞跃中焕发出前所未有的生机和活力。尽管对这条道路的质疑尚未烟消云散,但是,铁的事实反复印证了一个坚定的判断——"中国不走这条路,就没有别的路可走,只有这条路才是通往富裕和繁荣之路。"

第三节　计划经济和市场经济要结合

邓小平认为,单纯搞计划经济,不能解决发展生产力的问题,只有把计划经济与市场经济结合起来,才能加快社会主义生产力的发展。这表明邓小平要求搞的市场经济,绝不是古老的自由放任的市场经济,而是由国家调控的市场经济,即现代市场经济。计划和市场作为两种不同的经济调节机制各有优点和不足,需要相互补充,市场和计划的结合,是社会化商品经济运行的普遍要求。如何在改革中实现计划与市场的有机结合,始终是我国经济改革的一个中心内容,也是邓小平经济理论的一个重要方面。早在1982年邓小平就指出:"计划和市场的关系如何解决?解决得好,对经济的发展就很有利,解决不好,就会糟。"把计划和市场"结合起来,就更能解放生产力,加速经济发展。"

一、市场机制具有不可替代的优势

事实已经充分证明，作为一种资源配置方式，市场机制具有不可替代的特殊优势。比如，市场机制以分散的决策结构为基础，这种分散的决策结构比集中的计划经济具有较大的灵活性，使生产者和消费者对供求的变化能及时作出有效的反应，可以较快地实现供求的平衡，减少资源的浪费；市场机制的作用是通过竞争来发生作用的，为了在竞争中求得生存和发展，生产者不得不改进技术、降低成本、提高产品的质量，尽可能满足社会需要，从而市场机制比集中的计划经济更能促进经济活动的不断创新，提高资源的微观配置效率；高效率地配置资源要求有效利用经济中的各种信息，而集中的计划经济由于无法完全掌握和运用经济体系中存在的复杂的信息资源，从而常常会发生决策失误，导致资源浪费，但市场机制中分散的信息结构则可以通过市场信息而使问题得以简化，有利于资源的合理配置；从更广泛的意义上看，市场机制不仅是一种经济组织形式，更是一种社会组织形式。这种社会组织形式是人类不可逾越的一个发展阶段，它在人类历史发展过程中具有革命性的作用，它打破了封建时期自给自足的生产方式，冲破了这种狭隘的生产方式对人类发展的严重束缚，扩大了人们之间的相互联系和依赖。简言之，市场经济有利于调动众多的微观经济主体的积极性，把经济搞活；有利于及时地实现社会资源的流动和优化配置，提高经济效益；有利于较快地提高社会总的生活水平和质量。事实上，资本主义制度之所以没有像马克思和恩格斯设想的那样很快退出历史舞台，还具有一定的活力，在很大程度上是因为它所依赖的市场经济这个基础在现阶段还具有能够促进生产力发展的潜力，而这种潜力我们必须加以充分利用。

二、市场机制具有不可忽视的缺陷

在充分肯定市场机制对提高资源配置效率的巨大作用的同时，我们也不能忽视市场机制所具有的内在缺陷。一般认为，纯粹的市场调节只能解决市场微观主体生产什么、生产多少和如何生产的问题，而不能解决经济总体的平衡问题。由社会总供求失衡引起的经济衰退、失业和通货膨胀等宏观经济问题，单纯依靠市场机制难以很好解决，需要政府的宏观调节。分散决策的商品生产者依据市场价格进行自主决策，而市场价格反映的供求关系主要是短期的供求关系，形成的经济结构可能并不一定是有利于国民经济长期发展的最佳结构。国民经济发展的长期问题需要政府从经济发展的全局出发加以安排。市场机制条件下，有些部门的生产具有较强的外部性，即生产者在获利的同时可能对其他人的利益造成损害，如污染，或者生产者提供了产品，却没法收费，导致了普遍存在的"搭便车"行为，如公共产品。在这种条件下，单纯的市场调节不能实现资源的合理配置，而需要政府出面通过行政强制或经济奖惩的办法解决外部性问题。同时，市场机制的有效作用以充分竞争为前提，但是在现行的经济中，自然垄断与行政垄断现象仍广泛存在。处于垄断地位的生产者通过对生产、销售和价格形成的垄断，在获得更多利益的同时对竞争对手和消费者的利益造成损害，因此在存在垄断的现行经济中，市场机制的自发调节未必会导致"资源的最优配置"。除此之外，像国防、公共事业、公共教育、城市基础设施等一些公共品需要政府按照社会的需要进行直接的调节，如由政府出资建立，并直接定价和管理等。市场机制以优胜劣汰、适者生存为原则，这种竞争原则有可能导致收入分配的两极化现象。为了保证社会的公平和安定，必须由政府对国民收入的分配过程进行适当调节，以实现公平和效率的统一。

比如，果农种植果树，种植时水果价格高，由于果树成熟周期长，造成信息不对称，成熟时价格下跌，果农亏损，砍树造成资源浪费，经济被动，影响了整个社会的经济结构的平衡。再如，现在存在未走关税的物品流通于市场之中的现象，这样对于卖同样商品的商家而言就减少了竞争力，属于不正当竞争行为，对于消费者和其他竞争者都造成了一定成都的伤害，这些都是单纯的市场机制调控下的典型的负面事例，通过政府的宏观调控，可以在一定程度上减少损失，保持平衡。

三、市场调节与计划调节相互补充

市场机制的这些缺陷，决定了单纯的市场调节难以保证资源配置的合理化，也难以保证经济社会的协调发展，这就决定了政府调节和计划调节相结合的必要性。中国经济改革的实践证明，计划和市场是可以结合起来的。改革开放以来，中国经济的持续快速发展首先得益于改革开放和资源配置的市场化，市场机制调节功能的不断增大使中国经济摆脱了传统体制的束缚，给经济发展带来了活力与生机。但是，在中国这样一个发展中大国，市场发育不健全，再加上市场机制本身的缺陷，政府的宏观调节将比以私有制为基础的西方市场经济国家发挥更大的作用。如果没有政府的有效干预和宏观调控、明智的战略和策略以及强有力的组织和协调，是不可能实现资源合理配置的。只有把市场机制和政府的计划调节有机地结合起来，才能实现现代化的目标。

第八章 发展社会主义民主政治

　　邓小平民主与法制的理论，是马克思主义民主与法制理论和中国社会主义民主和法制建设的具体实践相结合的产物，是依法治国、建设社会主义法制国家的理论基石和重要指导思想。民主是社会主义的本质要求，人民当家做主是社会主义民主政治的核心，是社会主义法制的依托，同时也是中国共产党始终不渝坚持的奋斗目标。在政治上发展民主并实现社会主义民主制度化、法制化，是政治体制改革的重要任务。政治体制改革是中国全面改革的一个标志。邓小平关于社会主义民主政治的深刻论述，说明了社会主义民主和法制建设的方向是从人治走向法治，努力实现民主的制度化和法律化。总之，邓小平关于民主政治与法制的理论是指导我们进行社会主义民主与法制建设的思想指南，发展社会主义、健全社会主义法制，高扬人民群众对国家和社会生活的主动参与和高度负责，这既是人民群众充分表达自身利益的基础，也是人民群众有效实现自身利益的保证。

第一节　政治体制改革：改革的题中之义

一、政治体制改革提出的背景

我国的社会主义政治体制基本上是参照前苏联模式和结合我国国情而建立起来的。中国共产党很早就注意到前苏联体制的弊端，如党政不分，领导者权力过分集中，缺乏一套完整有效的民主制度和监督机制等，特别强调要防止斯大林晚期践踏民主、破坏社会主义法制、搞特权人治现象的发生。十一届三中全会以后，邓小平在总结"文革"教训时指出："党和国家现行的一些具体制度中，还存在不少弊端，妨碍甚至严重妨碍社会主义优越性的发挥。如不认真改革，就很难适应现代化建设的迫切需要，我们就要严重脱离广大人民群众。从党和国家的领导制度、干部制度方面来说，主要的弊端是官僚主义现象，权力过分集中现象，家长制现象，干部领导职务终身制现象和形形色色的特权现象。"在改革开放初期，邓小平同志就提出："改革是全面的改革，包括经济体制改革、政治体制改革和相应的其他各个领域的改革。"

二、政治体制改革与经济体制改革的辩证关系

党的十二大以后，我国的经济体制改革全面展开，并取得了巨大的成就。与此同时，我国政治体制方面的问题越来越充分地暴露出来。在这种情况下，邓小平同志指出："我们提出改革时，就包括政治体制改革。现在经济体制改革每前进一步，都深深感到政治体制改革的必要性。不改革政治体制，就不能保障经济体制改革的成果，不能使经济体制改革继续前进。""不搞政治体制改革不能适应形势。改革，应该包括政治体制的改革，而且应该把它作为改革向前推进的一个标志。""政治体制改革同经济体制改革应该相互依赖，相互配合。只搞经济体制改革，不搞政治体制改革，经济体制改革也搞不通，因为首先遇到人的障碍。事情要人来做，你提倡放权，他那里收权，你有什么办法？""机构多、人多，就找事情干，就抓住权不放，下边搞不活。""机构庞大，人浮于事，官僚主义，拖拖拉拉，互相扯皮，你这边往下放权，必然会阻止经济体制改革，拖经济发展的后腿。""从这个角度讲，我们所有的改革最终能不能成功，还是取决于政治体制的改革。"在这里，邓小平深刻揭示了经济体制改革和政治体制改革的辩证法，二者是相互依存、相互制约的。只有使二者协调发展，同时相应地进行其他领域的改革，我们的事业才能取得重大发展。

建国以来，我国社会主义民主制度的发展历程表明，我国的基本政治体制是好的，改革主要是克服领导制度、组织形式、运行机制和工作方式等方面的缺陷，使之适应经济与社会的发展，适应改革开放的需要。

第二节　没有民主就没有社会主义

一、民主是一种国家制度

民主是社会主体为维护自身利益而参与政府决策和社会管理的政治行为，是一定的国家形态及其相配套的制度。作为国家制度，民主有两个方面：由哪个阶级掌握政权，居于统治地位，享有民主，这是民主的本质，属于国体方面；如何实现民主，采取什么形式组织政权，这是民主的形式，属于政体方面。民主的这两个方面是密切联系、不可分割的。前者是决定性的方面，后者是前者的必然要求、具体表现和保证条件。

从资本主义民主到社会主义民主，是民主政治发展的一个飞跃，社会主义民主的本质和核心是人民当家做主，真正享有管理国家和社会事业的权利。发展社会主义民主政治，是我们全党始终不渝的奋斗目标。党领导中国人民经过28年的英勇奋斗，取得了新民主主义革命的胜利，建立了人民共和国，争得了人民民主；社会主义制度的建立，开辟了社会主义民主政治的新纪元。1956年党的第八次全国代表大会及时提出了进一步扩大民主，发展和完善社会主义民主制度的任务。遗憾的是，后来八大方针并未得到贯彻，社会主义民主政治走了一段相当曲折的道路，并发生了"文化大革命"这样全局性的错误。因此，党的十一届三中全会后，邓小平强调："继续努力发扬民主，是我们全党今后一个长时期的坚定不移的目标。"

二、民主和社会主义的关系

从总体上看，我国社会主义发展的历史教训主要有两条：一条是没有集中力量发展经济，一条是没有切实建设民主政治。有鉴于此，我们党把建设民主政治的任务提到战略高度，确定为我国社会主义现代化建设的一个伟大目标。邓小平始终把民主政治建设同社会主义联系在一起，同社会主义现代化联系在一起，认为没有民主就没有社会主义，就没有社会主义的现代化。

民主是社会主义的本质要求。社会主义经济基础的主体是生产资料公有制。它反映在政治上，必然要求无产阶级和劳动群众享有管理国家事务和管理社会事务的民主权利。社会主义与民主是不可分割的，只有不断发展和完善社会主义民主，才能充分调动人民群众的积极性和创造性，才能避免"文化大革命"的悲剧重演；才能防止"社会公仆"蜕变为"社会主人"，从而保证社会主义建设事业的不断发展。

社会主义民主建设是社会主义现代化建设的重要任务和目标。社会主义现代化建设不仅包括经济建设，还包括民主政治建设和精神文明建设。社会主义现代化建设的根本目标和任务就是：在经济方面创造出更高的社会生产力；在政治方面创造更高的民主；在思想文化方面创造出高度的精神文明。概括起来讲，就是要把我国建设成为"富强、民主、文明的社会主义现代化国家"。

民主是社会主义经济建设和精神文明建设的保证。在社会主义现代化建设中，经济建设是中心，它为社会主义民主政治建设和精神文明建设提供物质基础；社会主义精神文明建设为经济建设和民主政治建设提供精神动力、智力支持和思想保证；而经济建设和精神文明建设都要靠发展社会主义民主来保证和支持。只有发展社会主义民主，才能正确地集中人民群众的意见和要求，形成真正符合人民群众的利益和需要的路线、方针、政策，引导经济建设、精神文明建设沿着正确的方向发展，及时纠正实践中可能出现的偏差；只有发展社会主义民主，才能充分调动亿万人民群众的积极性、创造性和主体性，增强人民群众的主人翁责任感，发挥他们的聪明才智。

三、建设社会主义民主政治是一项长期工程

按照邓小平的思路，政治体制改革总目标的实现要经过长期的、艰苦的努力过程，在这个过程中，要经过政治体制改革的若干阶段，因此，根据总目标，针对当时的形势和迫切需要解决的问题，还需要制定具体目标，即长远目标和近期目标。党的十三大就在政治体制改革的总目标之下，提出了政治体制改革的长远目标，这就是：建立高度民主、法制完备、富有效率、充满活力的社会主义政治体制。它体现了民主、法制、效率、活力的统一，其核心就是政治民主化。只有实现了这一长远目标，才能实现有中国特色的社会主义民主政治的总目标。社会主义初级阶段的历史条件，也决定了在我国建设社会主义民主政治是一个长远的奋斗目标，是整个社会主义初级阶段的重要任务。从我国现阶段的实际情况出发，民主建设的基本方针应当是着眼于实效，着眼于调动基层和群众的积极性，要从办得到的事情做起，致力于基本制度的完善。既要反对急于求成，提出不切实际的主张和要求，也要反对安于现状、止步不前以及某种消极情绪。要努力探索社会主义民主政治的发展规律，批判地借鉴外国经验，还要致力于创造发展民主所需要的条件。

第三节　推进社会主义民主的法制化

民主从来都是和法制密切相关的，人类社会没有出现过脱离法律规范和约束的民主。发展社会主义民主，必须同健全社会主义法制紧密结合。邓小平明确指出："发扬社会主义民主，健全社会主义法制，两方面是统一的。"坚持社会主义民主和社会主义法制的统一，这是邓小平从历史唯物主义的基本观点出发，吸取社会主义历史发展的经验教训，通过对社会主义进行再认识所得出的结论。

一、社会主义法制的科学内涵和基本内容

社会主义法制具有鲜明的政治性，它反映了我国工人阶级和其他广大劳动人民对法制建设的根本要求，体现了工人阶级和全体劳动人民的意志和利益，是维护社会安定团结、维护社会主义现代化建设正常秩序的有力武器。社会主义法制，是由社会主义国家机关创制，体现工人阶级领导的全体人民的意志，国家机关、各政党、各社会团体、各企事业组织和公民严格依照法律和法规进行活动。我国的法制是社会主义法制，它包括法律的制定、实施、监督等一系列的活动和过程，集立法、执法、守法和法律监督等内容为一体。社会主义法制强调法律面前人人平等，对使用法律的平等性予以特别的重视。为了彻底贯彻"法律面前

人人平等”的原则，邓小平同志深刻地提出了特权问题，他指出克服特权现象，既要解决思想问题，也要解决制度问题，思想问题要提高，制度问题则须具有根本性、全局性、稳定性和长期性。

二、社会主义法制是民主的保障

法律制度属于上层建筑，是实现统治阶级意志和利益的工具。任何国家的统治者要巩固自己的统治地位和行使自己的统治权，都毫无例外地需要运用法律制度这一工具。社会主义民主政治是一种新型的国家政治制度，它也需要完备的法制保障。邓小平同志明确提出健全社会主义法制是实现社会主义民主的内在要求，指出只有健全社会主义法制，按宪法和法律办事，才能实现和加强社会主义民主。他指出，“为了保障人民民主，必须加强法制。”“发展社会主义民主，健全社会主义法制，这是三中全会以来中央坚定不移的基本方针，今后也绝不允许有任何动摇。”将发展社会主义民主和健全社会主义法制作为党的基本方针，这在我们党的历史和社会主义建设史上还是第一次。

社会主义法制对社会主义民主的保障作用，就是把民主的精神和原则具体表现为法律和制度，使民主制度化、法律化即法制化。也就是说，社会主义民主必须有一套完善的民主制度和相应的各种保障民主的法律。对于中国这样一个“缺少执法和守法的传统"的国家，使社会主义民主法制化显得尤为重要。对此，邓小平精辟地指出："我们这个国家有几千年封建社会的历史，缺乏社会主义的民主和社会主义的法制。现在我们要认真建立社会主义的民主制度和社会主义法制，只有这样，才能解决问题。"因此，邓小平十分重视民主法制化问题。早在1978年中央工作会议上邓小平就明确指出："为了保障人民民主，必须加强法制。必须使民主制度化、法律化，使这种制度和法律不因领导人的改变而改变，不因领导人的看法和注意力的改变而改变。"邓小平这个论断也被写进了党的十一届三中全会公报，公报指出："为了保障人民民主，必须加强社会主义法制，使民主制度化、法律化，使这种制度和法律具有稳定性、连续性和极大的权威。"后来，邓小平再一次强调："要制定一系列的法律、法令和条例，使民主制度化、法律化。否则，社会主义民主就会落空。"因此，使社会主义民主制度化、法律化，是我们整个社会主义初级阶段所进行民主政治建设的主要和基本任务之一。

三、民主权利必须依法进行

民主是自由平等的政治活动，但这种活动必须依法进行。任何公民行使民主自由权利，都不得违反法律。如果不遵守一定的规则和程序，人们就不可能真正获得平等和自由。民主脱离了法制，就会导致无政府主义和极端民主化，就会给社会造成灾难。

邓小平多次批判那种不要法制、不受法律约束的极端民主化观点，阐明了民主自由权利必须依法行使的思想。

有人认为，民主权利必须依法行使，这意味着不自由，意味着剥夺人们的民主自由权利，并提出要追求不受任何限制的自由。实际上，对自由的限制，并不是对自由的剥夺，而正是实现自由的必要条件。正如马克思所指出的："法律不是压制自由的手段，正如重力定律不是阻止运动的手段一样。"因此，只有依法行使民主权利，才有正常的社会生活秩序，民主的发展才能步入正常的轨道，人民才能真正享受到民主权利。如果超越法律的限度，就会破坏民主原则，最终走向民主的对立面。改革开放以来，我们党在改革开放的实践中发展了邓小平必须使民主制度化、法制化的思想，把实现社会主义民主的制度化、法律化与依法治国很好地统一起来。

第九章　物质文明和精神文明一起抓

社会主义精神文明是中国共产党在新时期提出的一个马克思主义的新概念。邓小平高度重视精神文明建设，并把精神文明建设看作社会主义社会的重要特征之一。以邓小平为代表的当代中国共产党人，在改革开放和现代化建设过程中，创建了社会主义精神建设理论。这一理论集中体现在邓小平的一系列重要论述和党中央的一系列重要文献中，党的十二届六中全会上通过的《中共中央关于社会主义精神文明建设指导方针的决议》体现得尤其明显。

第一节　"两手抓，两手都要硬"

一、"两手抓，两手都要硬"的提出

党和国家的工作重点转向社会主义现代化建设以来，经济建

设取得了伟大的成就，国家面貌发生了根本的变化，人民生活水平得到了很大的提高。伴随着改革开放的进程，教育科学文化事业不断发展，人们的思想观念和精神状态也发生了可喜的变化。但总的来说，仍滞后于经济建设，不能适应改革开放和现代化建设的需要，尤其是在社会风气和思想道德领域，出现了一些令人不安的现象，如拜金主义、享乐主义、利己主义思想滋生蔓延，"黄赌毒"以及封建迷信活动在一些地方死灰复燃，这些消极丑恶的现象严重破坏了社会风气，引起了人民群众的强烈不满，精神文明建设由此成为一项迫切需要解决的问题。

邓小平深知这一问题的重要性，他对我国改革和建设大业的构想，一开始就包括精神文明建设。1979年邓小平明确指出："我们要在建设高度物质文明的同时，提高全民族的科学文化水平，发展高尚的丰富多彩的文化生活，建设高度的社会主义精神文明。""所谓精神文明建设，不但是指教育、科学、文化，而且是指共产主义的思想、理想、信念、道德、纪律、革命的立场和原则、人与人的同志式关系等。"随着改革开放的深入，邓小平反复强调，"我们现在搞两个文明建设，一是物质文明，一是精神文明"，物质文明和精神文明要"两手抓，两手都要硬"，两个文明都搞好才是中国特色的社会主义。

陈云同志在党的十二届三中全会上的书面发言中指出，"竞争中可能出现某些消极现象和违法行为"。什么是消极现象？例如，大吃大喝，送很贵重的礼品，以及其他种种为谋取小公和个人利益而损害国家利益的不正当手段，这些就是消极现象。有的地方总结过一些"经验"，叫做"二菜一汤，生意跑光；四菜一汤，生意平常；六菜一汤，生意兴旺；八菜一汤，独霸一方"。据说，现在八菜一汤也不大灵光了。对这些现象，不必大惊小怪。因为，一方面许多企业的产品确实需要自销出去；另一方面绝大多数的社会企业的原材料没有列入国家计划，没有指标，需要自己去找。这两方面合在一起，必然会出现这些现象，这是不奇怪的。但也要看到，如果我们不注意这个问题，不进行必要的管理和教育，这些现象就有可能泛滥成灾，败坏我们的党风和社会风气。因此，我们在抓物质文明建设的同时，必须抓精神文明建设，两个文明一起抓。只要我们的头脑是清醒的，看到这些现象，并加强精神文明的建设，这些消极现象是可以受到一定限制的。我们是社会主义国家，我们既要有高度的物质文明，也要有高度的社会主义精神文明，这是我们永远要坚持的奋斗方向。

二、"两手抓，两手都要硬"是对精神文明建设的强调

它要求在搞物质文明建设的同时，加强精神文明建设。邓小平指出："搞四个现代化一定要有两手，只有一手是不行的。"他在不同场合，针对不同问题，提出过一系列"两手抓"的论

断，如一手抓改革开放，一手抓打击罪犯；一手抓经济建设，一手抓民主法制；一手抓改革开放，一手抓惩治腐败；一手抓物质文明，一手抓精神文明。这一系列"两手抓"涵盖了我国社会各个领域，其中关键的是一手抓物质文明，一手抓精神文明。抓打击犯罪、抓民主法制、抓惩治腐败，都与精神文明建设有内在的联系，都是精神文明建设的重要内容和手段。总的来说，"两手抓"是针对精神文明建设抓得不够提出来的，其本意是说物质文明建设这一手是"比较硬"的，但精神文明建设这一手还"比较软"，所以，要进一步加强精神文明建设，使这一手也要跟上。

三、"两手抓，两手都要硬"有中心

"两手抓，两手都要硬"不是平均用力，不是没有中心。这一战略方针虽然强调精神文明建设，但不是一味地突出精神文明建设，更不是一味地突出精神文明建设，用它来代替经济建设或是与经济建设平起平坐。相反，它是以经济建设为中心，围绕经济建设来搞好精神文明建设。邓小平指出："现代化建设的任务是多方面的，各个方面需要综合平衡，不能单打一。但是说到最后，还是要把经济建设当作中心。离开了经济建设这个中心，就有丧失物质基础的危险。其他一切任务都要服从这个中心，围绕这个中心，绝不能干扰它，冲击它。过去20多年，我们在这方面的教训太沉痛了。"可见，"两手抓，两手都要硬"就是按照两个文明建设各自的中心，是两只手都"到位"，也就是说要改变精神文明建设与物质文明建设不相称的状况，使两个文明建设"相称"、相互配合，协调发展。

第二节　做社会主义的"四有"公民

邓小平指出："我们历来提倡有理想、有道德、有文化、有纪律，其中最重要的是有理想、有纪律。" "四有"是建设社会主义对人才素质提出的综合要求。其中，有理想、有道德、有纪律，是对公民思想道德素质方面的要求；有文化则是对公民科学文化素质的要求。思想道德素质和科学文化素质是有机统一、相辅相成的，二者相互补充、相互促进、协调发展。这就要求我们在社会主义文化建设中，始终按照"四有"这样一个整体的科学标准去培养人才，提高人才素质，正确认识有理想、有道德、有文化、有纪律四个方面的有机联系。

一、理想是目标

人生的理想，既是一个人生存、发展的动力，也决定着一个人的发展方向。没有正确理想的人，不会有较高的素质，社会主义、共产主义的理想和信念，决定着社会主义现代化建设的根本方向，同时，也决定着党在社会主义初级阶段的路线、方针、政策。在建设有中国特色社会主义的过程中，我们的思想和行动都与党所坚持的理想和信念相联系，失去了共产主义理想，我们的事业就会改变性质，放弃了共产主义的信念，在同资本主义的竞争中就难以立于不败之地。树立崇高的理想和信念，既是建设中国特色社会主义的立足之本，也是建设中国特色社会主义文化的客观要求。实现社会主义现代化，需要一代又一代胸怀远大理想、勇于开拓创新的人才为之奋斗。我们前进的路上，还有许多困难需要克服，只有靠理想和信念，才能团结人民、坚定信心去争取胜利。为此，邓小平强调"我们一定要经常教育我们的子民，尤其是我们的青年，要有理想"。

二、道德是基础

道德是一种社会意识形态，它是调整人与人之间以及个人与社会之间关系的行为规范的总和。它包括伦理思想和在伦理思想指导下的人的行为所体现的情感、风格、情操等。随着社会主义市场经济体制的确立，应该不断提高全民族的思想道德水平。如果道德滑坡、精神颓废，必然危及社会主义的前途。在社会主义制度下，我们所提倡的是集体主义的思想道德，其核心是全心全意为人民服务。要继续进行爱国主义、集体主义和艰苦奋斗的教育，引导人们树立正确的世界观、人生观和价值观。在全社会鼓励支持一切有利于解放和发展社会主义生产力的思想道德，一切有利于追求真善美、抵制假恶丑、弘扬社会主义正气的思想道德，一切有利于履行公民权利与义务，用诚实劳动争取美好生活的思想道德。在社会公德和职业道德方面，以爱祖国、爱人民、爱劳动、爱科学、爱社会主义为基本要求，在全社会形成团结互助、平等友爱、共同前进的人际关系。提倡遵纪守法、尊老爱幼、爱岗敬业、敬师爱生、勤俭节约、文明礼貌等。教育全体公民具有社会主义的思想道德，不仅对提高全民族的整体素质有不可替代的作用，而且对于建设中国特色社会主义，加强社会主义精神文明建设具有特别重要的意义。

三、文化是条件

文化是条件。有文化是指社会主义公民应当具有良好的现代科学文化素质，拥有建设社会主义所必需的科学文化知识，这是衡量一个国家和民族文明程度的重要标志。江泽民指出，在我们这样一个有十几亿人口、资源相对不足、经济文化比较落后的国家，"依靠什么来实现社会主义现代化建设的宏伟目标呢？具有决定意义的一条，就是把经济建设转到依靠科技进步和提高劳动者素质的轨道上来，真正把教育摆在优先发展的战略地位，努力提高全民族的思想道德和科学文化水平。这是实现我国现代化的根本大计。"当今世界正处于一个科学技术日新月异，生产力飞速发展的新时代，社会主义现代化建设事业对劳动者的科学文化素质提出了越来越高的要求。在这种情况下，必须加紧实施科教兴国战略，加速提高全民族的科学文化素质。掌握丰富的科学文化知识，不仅有利于人们坚定共产主义的理想信念，而且也有助于人们培养良好的思想道德，促进社会主义道德规范的形成，从而成为全面发展的人。

四、纪律是保障

纪律是指社会的各种组织要求所属成员共同遵守已经确立的秩序，执行命令和履行职责的一种行为规范。有纪律是实现有理想的保证，有了理想，还要有纪律才能实现。没有严格的组织纪律作保证，再远大美好的理想也只是一句空话。提高全民素质，很重要的一条，就是教育全体人民能够严格遵守宪法、法律和各项规章制度，做到依法行事。邓小平指出："我们这么大一个国家，怎样才能团结起来。组织起来呢？一靠理想，二靠纪律。组织起来就有力量。没有理想没有纪律，就像旧中国那样一盘散沙，那我们的革命怎么能够成功？我们的建设怎么能够成功？"我国改革开放30多年来的实践证明，有了正确的路线、方针和政策，还要有严格的纪律，才能把广大人民群众的思想和行动统一起来，自觉维护和执行党的路线、方针和政策，形成有立则行、有禁则止、团结一致的新局面，保证改革开放和社会主义现代化建设的顺利进行。"要搞四个现代化，使中国发展起来，就要有纪律、有秩序地进行建设。"建设有中国特色社会主义是中国人民共同的事业，这就要求我们的党员做到有纪律，真正维护和坚决执行党的基本路线，自觉维护党中央的权威，也要求我们每一个社会成员都具有高度的纪律性，自觉遵纪守法，同一切违法乱纪、危害社会和人民利益的行为作斗争。

总之，"四有"是现代条件下衡量人的综合素质的科学标准。有理想是目标，有道德是实现理想的基础，有纪律是有崇高理想和良好道德的表现，也是理想和道德的保证，有文化是要提高整个中华民族的科学文化素质和为现代化建设提供智力支持。这四个方面的内容相辅相成，构成了培育社会主义新人的整体标准。

第三节　精神文明建设的原则

进行社会主义精神文明建设必须把定方向，这是关系到精神文明建设的性质，关系到精神文明建设能否搞好的根本问题，也是精神文明建设根本指导方针的问题。它要求精神文明建设必须始终以马克思主义为指导，与党的基本路线相一致。

一、它是以马克思主义为指导的精神文明建设

坚持以马克思主义为指导，是我国社会主义现代化建设事业的

根本，也是社会主义精神文明建设的根本。作为无产阶级世界观和人类精神文明成果的马克思主义，是社会主义事业和党的领导的理论基础，对整个精神文明建设起着重大的指导作用。无论是理想建设、道德建设、文化建设、民主法制观念建设，都离不开马克思主义的指导，离不开马克思主义的理论建设。

二、它是以经济建设为中心的精神文明建设

精神文明建设要自觉地以经济建设为中心，围绕经济建设来进行，不能代替、冲击和干扰经济建设这个中心。失去了这个中心，也就失去了自己应有的重要位置。精神文明建设要自觉地适应改革开放和现代化建设的需要，调动一切力量，积极推进现代化建设事业。

三、精神文明建设的自我完善

精神文明建设不仅要全力以赴地支持全面改革，而且要通过自身的改革来发展自己，要与其他领域的改革相配合，进行自身领域体制和管理体制等方面的改革。对外开放作为一项不可动摇的基本国策，不仅适用于物质文明建设，而且适用于精神文明建设；要学习引进国外发展教育和科学事业的先进经验，学习和引进西方的科学成果，但是，属于文化领域的东西，一定要用马克思主义对它们的思想内容和表现方法进行分析、鉴别和批判。

四、精神文明建设必须坚持立国之本

四项基本原则是我们的立国之本，精神文明建设必须自觉地维护这个根本。要坚持建设有中国特色的社会主义的道路，坚持人民民主专政，坚持党的领导，坚持马克思列宁主义、毛泽东思想和邓小平理论的理论指导，保证精神文明建设的正确方向。思想理论工作者要以创造性的工作对人民进行坚持四项基本原则的教育。

第十章　坚持独立自主的和平外交政策

经济的紧密联系和市场的广泛拓展，使当今世界成为一个开放的世界。历史的经验一再告诉我们，关起门来搞建设是不行的，把自己孤立于世界之外是不利的。开放的国家，学习别人的长处的机会就多，自己的发展就更快。面对这样的世界，邓小平看到中国的发展离不开世界，所以制定了"走出国门"的开放战略，提出了开放既要全方位、多层次、高水平，又要讲原则、讲条件、讲目的的政策。

第一节　对外开放是我国的基本国策

一、对外开放政策的提出

新中国成立以后，以毛泽东为代表的中国共产党人主张对外开放，但以美国为首的资本主义国家对我国实行封锁、遏制的政策，使得我国无法同这些国家发展正常的国家关系。在20世纪50年代至60年代，我国同当时以前苏联为首的其他社会主义国家还是有一定交往的，在经济技术文化交流中，也还能够相互援助、相互支持。但60年代后，特别是在"文化大革命"的10年动乱中，我国同前苏联等社会主义国家的关系也疏远起来，中国几乎是对世界各国都关上了大门。虽然从70年代起，我国政府开始同美国等国对话，与日本等国逐步实现了国家关系的正常化，并在力所能及的情况下对第三世界国家进行了一些援助，开展了一些交流，但总体上说，到"文化大革命"结束，中国仍基本上处于一种自我封闭的状况。与此同时，世界发生了很大变化，新的科技革命带来了经济的高速发展，生产的社会化和国际化程度以令人难以想象的速度提高，各国间的联系日益紧密，发达国家的生产力水平和人民生活水平迅速提高。改革开放之前，我国由于闭关锁国的政策，错失了许多次缩小与发达国家距离的机遇，以标志一国综合经济实力的人均国民生产总值指标而论，我国排在世界100多个国家和地区的后面。

1978年12月的党的十一届三中全会，在作出把全党的工作重点转移到社会主义现代化建设上来的重大战略决策的同时，明确提出了实行对外开放的方针，在自力更生的基础上积极发展同世界各国平等互利的经济合作，努力采用世界先进技术和先进设备。1984年10月，十二届三中全会通过了《中共中央关于经济体制改革的决定》，把实行对外开放确立为"基本国策"，明确提出进一步贯彻执行对外开放的方针，标志着我国对外开放的实践进入一个新的阶段，即全方位开放的阶段。1988年9月十三届三中全会以来，邓小平的对外开放理论得到全面发展。

二、对外开放是一项长期持久的政策

邓小平同志认为，只有实行对外开放，才能使中国走向繁荣富强。世界是发展的，也是开放的，中国是世界的一部分，中国的发展离不开世界。中国作为一个发展中国家，更加需要实行对外开放，这是实现社会主义现代化的必要条件。邓小平指出：搞社会主义建设"要尊重社会经济发展规律，任何一个国家要发展，孤立起来，闭关自守是不可能的，不加强国际交往，不引进发达国家的先进经验、先进科学技术和资金，是不可能的"。1984年，邓小平指出："对内经济搞活，对外经济开放，这不是短期的政策，是个长期的政策。"

邓小平在认真总结我国实行对外开放政策的成功经验的基础上明确提出，一个国家要取得真正的政治独立，必须努力摆脱贫困。而要摆脱贫困，在经济政策和对外政策上都要立足于自己的实际，不要给自己设置障碍，不要孤立于世界之外。任何一个国家要发展，孤立起来，闭关自守是不可能的。中国执行开放政策是正确的，得到了很大的好处。如果说有什么不足之处，就是开放得还不够。我们要继续开放，更加开放。如果说本世纪内我们需要实行开放政策，那么，在下个世纪的前50年内中国要接近发达国家水平，也离不开这个政策，离开了这个政策不行。如果开放政策在下一世纪前50年不变，那么到了后50年，我们同国际上的经济交往更加频繁，更加相互依赖，更密不可分，开放政策就更不会变了。我们的对外开放政策是一项长期持久的政策。

第二节　坚持独立自主，全面发展对外关系

一、独立自主是发展我国对外关系的根本立场

独立自主，就是坚持从我国的实际情况出发，依靠自己的力量，同任何国家友好相处，但不容许任何国家损害我国的尊严和主权。独立自主是中国人民经过长期艰苦卓绝的奋斗争取到的根本权利，是中国外交的根本原则，是发展我国对外关系的根本立场。

新中国建立前夕，毛泽东、周恩来将独立自主原则这一中国革命取得成功的基本经验运用到外交领域，明确提出了我国对外关系的根本立场。我们党一贯坚持独立自主的原则立场，并使之随着国际形势的变化和我国外交事件的发展，得到不断完善。邓小平关于独立自主的思想，具有十分丰富的内涵。它在政治上

表现为强调独立自主，不容许任何外来干涉；在经济上表现为强调自力更生，对外开放而不依赖外援；在安全上表现为强调保持警惕，而从不信邪、不怕鬼；在国家关系上表现为主张平等、独立、不结盟；在政党关系上表现为主张自主、平等、互相尊重。在邓小平独立自主思想的指导下，我国改变了曾在20世纪70年代实施并起了重要作用的对付苏联霸权主义的"一条线"战略，实行了全方位的协调外交。正是由于我国坚定不移地坚持独立自主的根本立场，实行真正的不结盟政策，我们才能在国际风云变幻的情况下，抵御外来压力和挑战，赢得外交上的成功。

实践充分证明，坚持独立自主的原则立场，不仅符合中国人民的根本利益，有利于维护国家的主权和安全，有利于广交朋友，防止受制于人，在世界上树立一个爱好和平、制约战争的形象，增强中国在国际舞台上的地位和作用，同时有利于推动世界多极化的发展趋势，促进世界的和平与发展。

二、独立自主、自力更生与对外开放的关系

从表面上看，对外开放是利用外部力量来促进本国的发展，它好像与我们一贯提倡的独立民主，自力更生不一致或有矛盾，其实在本质上二者是辩证统一的。早在20世纪80年代初刚刚对外开放不久，邓小平就在中央工作会议和党的十二大上反复指出："要继续在独立自主、自力更生的前提下，执行一系列已定的对

外开放的经济政策，并总结经验，加以改进。""独立自主，自力更生，无论过去、现在和未来，都是我们的立足点。"

坚持对外开放是坚持独立自主、自力更生的基本保证。在当今世界经济全球化浪潮的推动下，世界各国的相互依存程度不断加深，任何国家想背离世界经济联系，走孤立和封闭的发展道路都是行不通的。事实证明，只有加快和深入地实行对外开放，才能够坚持我们国家的发展道路，才能够迅速发展我国的综合国力和提高我国的国际地位。中国要发展，"中国的事情要按照中国的情况来办，要依靠中国人自己的力量来办。独立自主，自力更生，无论过去、现在和将来，都是我们的立足点"。这就是说，像中国这样大的国家搞建设，不靠自己不行，主要应靠自己，这叫做自力更生。但是，在坚持自力更生的同时，还需要对外开放，吸收外国的资金和技术来帮助我们发展。

坚持独立自主和自力更生是对外开放的基础和基本立足点。当今国际社会的行为主体仍是主权国家，在霸权主义与强权政治依然存在甚至有所抬头的情况下，坚持独立自主和自力更生有利于我们捍卫国家主权和国家利益，坚持独立自主和自力更生也才能更好地坚持对外开放。

30多年改革开放的历史证明，独立自主、自力更生基础上的对外开放给我国社会主义现代化建设注入了强大动力。30多年来，我国坚持自力更生、对外开放政策，在自力更生的基础上加强了同世界各国的贸易、科技、文化等领域的交流与合作，有力地推动了我国社会生产力的发展，增强了我国的综合国力。

三、坚持和平共处五项原则，全面发展对外关系

和平共处五项原则，是以毛泽东为主要代表的中国共产党人在20世纪50年代确立的。我国始终不渝地坚持和平共处五项原则，中国不但倡导，而且忠实地恪守和平共处五项原则。邓小平指出："总结国际关系的实践，最具有强大生命力的就是和平共处五项原则。"和平共处五项原则不仅适用于不同社会制度国家之间的关系，而且也适用于社会制度相同的社会主义国家之间的关系。中国和任何国家发展关系都坚持和平共处五项原则，同一切违背五项原则的言行作坚决斗争。

30多年来，与我国建交的国家不断增加，从1978年的125个增加到2011年的196个，总之，我国始终不渝地坚持和平共处五项原则，全面地发展对外关系，独立自主的和平外交取得了举世瞩目的伟大成就。

第三节 反对霸权主义，建立国际新秩序

1990年初，面对国际风云变幻的新形势，邓小平明确指出："我们对外政策还是两条，第一条是反对霸权主义、强权政治，

维护世界和平；第二条是建立国际政治新秩序和经济新秩序。这两条要反复讲。"

一、维护世界和平，反对霸权主义和强权政治

霸权主义、强权政治是个别或少数国家在对外关系中将本国利益凌驾于别国利益之上，肆意践踏别国主权，破坏公认的国际关系准则的政策和行为。霸权主义、强权政治是世界上最危险的战争策源地，是危及世界和平与发展的主要根源。冷战时期，霸权主义、强权政治主要表现为美苏两个超级大国对峙争霸，引起世界激烈动荡。冷战结束后，霸权主义以新的形式恶性膨胀。美国倚仗其强大的经济、科技、军事实力和世界唯一超级大国的地位，大肆鼓吹"新干涉主义"，妄图建立由其主宰的单极世界。新霸权主义的主要手段是，利用经济全球化进程，打着"人权"高于"主权"的旗号进行战略扩张，干涉别国内政。邓小平指出："要争取和平就必须反对霸权主义、反对强权政治。"

反对霸权主义、维护世界和平，符合中国人民和世界人民的根本利益。中国人民经过长期的浴血奋斗，才取得了民族的解放和国家的独立，这一胜利果实决不允许任何外来势力的破坏，同时，社会主义现代化建设过程中需要一个长时期的和平的国际环境，这是我国历史发展的客观要求。尽管世界各国大小不同，民族各异，经济发展水平千差万别，但都面临着和平与发展这两大

共同问题，霸权主义、强权政治的存在，始终是解决和平与发展问题的主要障碍。维护世界和平，发展本国民族经济，促进共同繁荣，乃是世界各国人民的共同心愿和所面临的共同任务。

反对霸权主义、维护世界和平的对外政策，是由中国社会主义制度的性质决定的。社会主义国家是无产阶级专政的国家，是人民当家做主的国家，它在处理国家关系问题上总的出发点是维护全世界无产阶级和劳动人民的根本利益，总目标是消灭剥削阶级和压迫，在全球实现社会主义和共产主义。因此，社会主义国家是反对侵略、爱好和平的国家，是与霸权主义、强权政治根本对立的。维护世界和平，促进共同发展是社会主义国家的重要外交职责。

二、积极推动公正合理的国际政治经济秩序的建立

和平共处五项原则的内容是：互相尊重主权和领土完整、互不侵犯、互不干涉内政、平等互利、和平共处。早在1956年10月，周恩来就提出了以和平共处五项原则作为国际上相互监督的制度，以保证世界各国都能和平共处、共同发展的设想。周恩来认为，我们"主张在国际上建立一种制度，那就是和平共处，相互监督，国际间一切争端通过和平协商解决而不用武力……这就是一种国际保证，使得国家不分大小都可以和平共处，互相帮助

发展而不附带任何条件。"这一设想勾画出了在和平共处五项原则基础上建立国际新秩序的蓝图。1974年7月，邓小平在联合国特别大会的发言中，曾明确表示中国支持建立国际经济新秩序。到20世纪80年代后期，基于国际形势的新变化，邓小平又明确地提出了在和平共处五项原则基础上，建立国际政治经济新秩序的主张。1990年，邓小平进一步明确指出："国际关系新秩序的最主要的原则，应该是不干涉别国的内政，不干涉别国的社会制度。"强调中国在国际问题上有所作为，要积极推动建立国际政治经济新秩序。

国际政治经济旧秩序是在二战结束后形成的，其实质就是霸权主义和强权政治。根据邓小平的思想和主张，我国明确地提出了在和平共处五项原则基础上建立和平、稳定、公正、合理的国际政治经济新秩序的基本主张。邓小平关于在和平共处五项原则基础上建立公正合理的国际政治经济新秩序的主张，既适应了和平与发展的时代潮流，又完全符合联合国宪章的宗旨和原则，既是从中国人民的根本利益出发，又反映了世界各国人民的共同利益和普遍愿望，对于逐步改变不公正、不合理的国际政治经济旧秩序，具有深远的历史意义，对世界的和平与发展具有重大贡献。

第十一章 "一国两制"，和平统一

用"一国两制"的思想实现祖国的和平统一，是邓小平和我们党的伟大创造。这一科学构想，既体现了实现祖国统一，维护国家主权的原则性，又充分考虑了香港、澳门、台湾的历史和现实，体现了高度的灵活性，是马克思主义国家学说在当代中国发展的生动体现。香港和澳门回归祖国，丰富和发展了"一国两制"的理论和实践，标志着中国人民在完成祖国统一大业的道路上迈出了重要的一步。在"和平统一、一国两制"的基本方针和各项政策的推动下，海峡两岸关系有了很大发展，祖国统一大业一定会实现。

第一节 "一国两制"的科学构想

一、用"一国两制"方式解决台湾问题的提出和发展

"一国两制" 是一个以民族大业为重、以国家和民族利益为基础的伟大构想，它是邓小平在党的十一届三中全会后为解决台湾、香港、澳门问题，实现祖国的和平统一而提出的一项基本战略方针。这一科学构想由孕育到形成、发展以及在香港、澳门的成功实践，经历了一个不断探索总结的历史过程。这一构想的提出者是邓小平，毛泽东、周恩来等人对它的形成也作出了历史性的贡献。

早在20世纪50年代，毛泽东和周恩来等同志就萌发了在不承诺放弃武力的情况下，以和平方式解决台湾问题的设想。毛泽东先后提出了"和为贵""爱国一家""爱国不分先后"的政治主张；周恩来公开表明过"中国人民愿意在可能的条件下，争取用和平方式解决台湾问题"的政治诉求。1958年10月，毛泽东在《告台湾同胞书》中进一步重申：台湾是中国的一部分，"世界上只有一个中国，没有两个中国"，"建议举行谈判，实行和平解决"，"蒋介石可以按照他们自己的方式生活，军队可以保存，让他搞三民主义"。至于港、澳历史遗留问题，中国政府在大陆解放时就已发表

声明,不承认帝国主义威逼下签订的不平等条约,但港澳地区维持现状。我国政府没有立即恢复对港、澳行使主权,其目的在于以此作为国际通道,打破帝国主义的封锁,作长期打算,充分利用,以优惠价格供应物资,保持地区的繁荣稳定,使之继续发展。老一辈无产阶级革命家的设想和实践,为"一国两制"科学构想的形成提供了思想先导和有益的历史借鉴。

1979年邓小平在接见外宾时指出:"我们不再用'解决台湾'这个提法了,只要台湾回归祖国,我们将尊重那里的现实和现行制度。"1980年元旦过后,他在《目前的形势和任务》的讲话中,萌发了"一国两制"的构想,指出"我们不赞成台湾'完全自治'的提法。自治不能没有限度,既有限度就不能'完全'。'完全自治'就是'两个中国',而不是一个中国。制度可以不同,但在国际上代表中国的只能是中华人民共和国⋯⋯""一国两制"在酝酿中初步提出。1981年9月30日,全国人大委员长叶剑英向新华社记者发表了台湾回归祖国、实现和平统一的九条方针和政策,首次全面阐明"一国两制"的思想与构想。1982年1月,邓小平在接见外宾时指出,叶剑英委员长所说的方针和政策实际上就是"一个国家,两种制度"。1984年2月邓小平在会见美国乔治城大学战略与国际问题研究中心代表团时,明确表达了"一国两制"的内涵。同年5月,在第六届全国人大二次会议上,"一个国家,两种制度",和平统一祖国的方针被正式提出并获得通过,这样,"一国两制"就成为一项具有法律效力的基本国策。

二、"一国两制"科学构想的主要内容

"一国两制"构想的基本内容是：在祖国统一的前提下，国家的主体坚持社会主义制度，香港、澳门、台湾是中华人民共和国不可分离的部分，他们作为特别行政区保持原有的资本主义制度长期不变。在国际上代表中国的，只能是中华人民共和国。1984年6月，邓小平同志对来访的香港知名人士明确指出："我们的政策是实行'一个国家，两种制度'，具体说，就是在中华人民共和国内，十亿人口的大陆实行社会主义制度，香港、澳门实行资本主义制度。"

"一国"是"两制"的前提。"一个国家，两种制度"的实质和核心，是祖国统一、主权领土完整。认同"一国两制"，首先必须认同"一国"，即中华人民共和国，认同国家的主体实行中国特色社会主义。"两种制度"是指社会主义制度和资本主义制度。但需要指出的是，两种制度在一个国家内部的地位和作用是不同的，是有主有次的。邓小平反复强调："中国的主体必须是社会主义。""中国的主体、十亿人口的地区坚定不移地实行社会主义。主体地区是十亿人口，台湾是近两千万，香港是五百五十万，这就有个十亿同两千万和五百五十万的关系问题。主体是很大的主体，社会主义是在十亿人口地区的社会主义，这是个前提，没有这个前

提不行。"这说明，"两制"与"一国"的地位和作用不是均衡的、对等的。在这个前提下，可以允许在自己的身边，有小地区和小范围内实行资本主义，这更有利于社会主义的发展。因此，必须搞清主体这个重点，才能正确处理两种制度之间的关系。

三、"一国两制"科学构想的意义

当今世界并不太平，许多长期悬而未决的国家间、民族间的争端引起的矛盾和冲突此起彼伏，很不利于维护世界的和平与稳定。邓小平同志认为，世界上的许多争端可以用类似"一国两制"的办法来解决，否则始终顶着，僵持下去，总会爆发冲突，甚至武力冲突。如果不要战争，只能采取这种方式，甚至有些国际上的领土争端，可以先不谈主权，先进行公共开发。"一国两制"构想创造性地把和平共处的原则用来处理一个国家内的问题，为解决国际争端和世界不同国家和地区以及地区间的历史遗留问题提供了新的思路、新的途径和新的范例。

第二节 "一国两制"的伟大实践

一、香港回归是"一国两制"构想的巨大成功

"一国两制"构想的提出是从解决台湾问题开始的，但在实

践中，首先运用于解决香港问题，而后解决澳门问题。香港的胜利回归使这一构想变成了现实。香港自古以来就是中国的领土。19世纪中叶，英国殖民主义者强迫腐朽的清王朝相继签订了三个不平等条约，强行占领了香港岛、九龙半岛和新界。清王朝被推翻后，我国历届政府均没有承认过这三个不平等条约。新中国成立初期，毛泽东同志指出，从东西方斗争的战略出发，用和平的方式解决香港和澳门问题于大局有利，采取了"长期打算，充分利用"的方针。

　　进入20世纪80年代以后，中国共产党和中国政府开始把解决香港和澳门问题，完成祖国统一大业的任务提上了议事日程。1982年9月，邓小平同志在同英国首相撒切尔夫人的谈话中，明确表达了中国政府对香港问题的基本立场，之后经过反复交涉，于1984年12月19日，中英两国政府首脑在北京正式签署了关于香港问题的联合声明。声明宣布：中华人民共和国于1997年7月1日对香港恢复行使主权，英国政府同时将香港交还给中国政府；中国政府将根据宪法第三十一条的规定，在1985年开始，由中华人民共和国香港特别行政区基本法起草委员会着手起草《中华人民共和国香港特别行政区基本法》，经过反复的商讨、修改并广泛征求意见，于1990年4月经七届全国人大三次会议审议并正式批准。香港特别行政区基本法的诞生，标志着"一国两制"构想在实践中取得了重大发展，为香港回归和回归后的繁荣稳定提供了法律基础。

1997年7月1日，中国政府正式恢复了对香港行使主权，香港顺利地回到了祖国的怀抱。香港回归祖国后，"一国两制""港人治港""高度自治"的方针得到了切实的贯彻执行，香港继续保持了繁荣稳定的局面。这从实践上证明了邓小平同志"一国两制"构想的正确性。香港回归祖国，标志着"一国两制"的构想开始实现，标志着中国人民在完成祖国统一大业的道路上迈出了重要的一步。香港问题的成功解决，也为中国和葡萄牙两国之间以"一国两制"的方式解决澳门问题奠定了基础。

二、澳门回归是"一国两制"构想的又一巨大成功

澳门问题和香港问题一样，也是历史遗留的特殊问题。澳门自古以来就是中国的领土，16世纪中叶被葡萄牙逐步占领。1974年葡萄牙"四·二五"政变后，宣布放弃所有的海外殖民地，并修改宪法，承认澳门是中国领土，是葡萄牙管理下的"特殊地区"。1979年，中葡两国建立外交关系，双方在澳门问题上达成协议：澳门为中国领土，暂由葡萄牙管治，在适当的时候协商解决。1986年6月30日，中葡两国关于澳门问题的谈判开始，经过多轮谈判，于1987年4月13日按照"一国两制"原则正式签署了中葡两国政府关于澳门问题的联合声明。声明宣布：中国政府将于1999年12月20日对澳门恢复行使主权并设立澳门特别行政区，

实行高度自治和澳人治澳：澳门现行的社会、经济制度和生活方式不变，法律基本不变。随后成立了有关人士参加的澳门特别行政区基本法起草委员会，经过四年零五个月的努力，终于形成了《中华人民共和国澳门特别行政区基本法》，并于1993年3月31日由第八届全国人民代表大会第一次全体会议正式通过，为澳门的回归奠定了法律基础。

与此同时，在澳门进入回归祖国的过渡期后，我国政府认真恪守联合声明的规定和原则，注意正确处理和葡方的关系，对涉及保持平稳过渡的公务员本地化、法律的翻译本地化、中文官方地位的落实等三大问题，本着相互尊重、互谅互让和求同存异的精神，积极寻求与葡方的沟通、对话和磋商，从而使双方在总体上保持了友好合作的关系，这最终为澳门主权的顺利交接铺平了道路。1999年12月20日，澳门顺利回到祖国的怀抱。澳门的回归标志着殖民统治中国的彻底终结，它是按照"一国两制"构想实现祖国统一大业的又一重要成果。

三、用"一国两制"方式解决台湾问题的进展

"一国两制"构想是从解决台湾问题开始的，而后把这一构想首先运用于解决香港问题，并获得成功。而"香港问题的解决会直接影响到台湾问题"，也就是说，香港及澳门问题的解决，为用"一国两制"方式解决台湾问题提供了实践范例。

　　台湾是我国的第一大岛。1949年解放前夕，随着人民解放战争的推进，国民党当局率残余势力退守台湾。朝鲜战争爆发后，台湾当局在美国支持下与祖国大陆对峙，从而造成了海峡两岸相互隔绝和敌对的状况。因此，台湾问题与香港、澳门问题的性质不同，它是国内战争遗留下来的问题，属于中国的内政，任何国外势力无权干涉。

　　"一国两制"构想的提出并付诸实践，使海峡两岸关系有了重大进展。特别是香港、澳门问题的成功解决，促进了海峡两岸关系的发展，为最终解决台湾问题创造了日益成熟的条件，积累了实践经验。根据"一国两制"的构想，中国共产党和中国政府相继提出并实行了一系列消除隔阂，促进两岸交往、了解和交流的具体政策和措施，例如倡议两岸直接实行"三通"，主张国共两党直接就两岸问题进行对等谈判，欢迎和鼓励台湾同胞到祖国大陆探亲、旅游、考察、经商等。1988年，国务院颁布《关于台湾同胞投资的规定》，随后全国人大又通过了《中华人民共和国台湾同胞投资保护法》等法律文件。与此同时，台湾当局也放弃了"反攻大陆"的提法，终止了"动员戡乱时期"，废止了"动员戡乱"的有关条款，逐步放宽了同大陆发展经贸关系的限制，表现出一定的统一愿望。国共双方在认同"一个中国"的原则和"和平统一"的方法的基础上，开始了以祖国大陆海协会长汪道涵与台湾海基会理事长辜振甫的"汪辜会谈"。海峡两岸封闭隔绝的局面被打破，两岸人员的来往，特别是来大陆探亲、旅游、考察、交流、经商的台胞逐年增加。两岸经贸关系迅速发展，已经形成了间接贸易、直接投资、技术转让、劳务合作、人才交流等多种形式的经贸格局。两岸文化、体育、新闻、学术之间的交流活动日益增多。这既有利于促进两岸经济的共同发展，又有利于增加彼此的了解，增进共识，从而推动两岸关系的发展和祖国的统一。

我们必须看到，海峡两岸隔绝已久，隔阂很深，真正实行统一尚需时日。目前，台湾当局仍然设置重重障碍阻挠两岸关系的继续发展。近年来，台湾"朝野"一直有"两个中国""一国两府""一中一台""台湾独立"的声音，台湾当局还试图通过"金钱外交"等种种手段制造"两个中国"。国际上，也有一些反华势力试图插手台湾问题，总是企图使台湾问题国际化。因此，为防止国外势力插手和"台独"势力继续蔓延，同时也考虑到在台湾问题上可能发生其他突发状况，我们在坚持用和平方式实现统一的前提下，不承诺放弃使用武力。但这绝不是针对台湾同胞的，而是针对干涉中国统一和搞"台湾独立"图谋的外国势力。

台湾的前途系于祖国统一，分裂是绝对没有出路的。中国人民有决心、有能力最终解决台湾问题。海峡两岸全体中国人民和所有中华儿女，从中华民族的根本利益出发，携手共进，祖国的完全统一和民族的全面振兴就一定能够实现。

第十二章

社会主义事业的领导核心和依靠力量

中国共产党的领导地位是在长期革命斗争中形成的，是中国近现代历史发展和中国人民长期选择的必然结果，也是由中国共产党的性质、宗旨以及在长期革命斗争中形成的优良传统和作风决定的，在建设中国特色社会主义的事业中，必须坚持和加强中国共产党的领导。只有在中国共产党的领导下，才能保证中国社会主义现代化建设事业顺利开展。在新的世纪，要坚持和加强党的领导，必须改善党的领导，提高党的领导水平和执政水平。中国共产党领导的社会主义现代化建设事业，是一项艰苦、复杂而宏伟的事业，必须以中国人民解放军为后盾，坚定不移地依靠广大工人、农民和知识分子。

第一节　中国共产党：社会主义事业的领导核心

一、坚持党的领导

中国共产党在中国革命和社会主义建设事业中的领导地位，是由中国共产党的先锋队性质所决定的，是在长期的革命和建设实践中逐步形成的。

新中国成立后，中国共产党带领全国人民，创造性地实现了由新民主主义向社会主义的转变，确立了社会主义的基本制度，取得了社会主义建设的巨大成就。历史充分证明，只有中国共产党才能领导中国人民取得民族独立、人民解放和社会主义事业的胜利。没有中国共产党，就没有社会主义新中国。正如邓小平所说："中国一向被称为一盘散沙，但是自从我们党成为执政党，成为全国团结的核心力量，四分五裂、各霸一方的局面就结束了。只要我们党的领导是正确的，那就不仅能够把全党的力量，而且能够把全国人民的力量集合起来，干出轰轰烈烈的事业。"

中国共产党的领导地位也是由其性质、宗旨以及在长期革命斗争中形成的优良传统和作风决定的，中国共产党是中国工人阶级的先锋队，同时是中国人民和中华民族的先锋队。中国共产党是以马克思列宁主义、毛泽东思想、邓小平理论、"三个代表"和科学发展观重要思想武装起来的党，掌握了科学的世界观和方法论，因而能在总体上把握历史发展的规律，依据国内外的形势制定出正确的路线、方针和政策。中国共产党以全心全意为人民服务为自己的唯一宗旨，始终代表中国最广大人民的根本利益，这是中国共产党区别于其他任何剥削阶级政党的根本标志。中国共产党是以民主集中制原则组织起来的党，是一支具有高度组织纪律性的队伍，因而能勇于坚持真理、修正错误，能够始终同广大人民保持着密切的血肉联系，有无穷的力量战胜敌人和克服困难。中国共产党以社会主义、共产主义作为自己的奋斗目标，以努力实现全人类的自由而全面发展为己任。所有这些政治优势，都说明了中国共产党能够成为中国革命、建设和改革的伟大事业的合格领导者。

二、改善党的领导

规范党同国家机关、人民团体的关系，发挥党的领导核心作用。当前，在党的执政方式问题上，存在的突出问题就是过多地包揽行政事务，采取行政化的领导方法，党要在同级各种组织中发挥领导核心作用，集中力量抓好大事，支持各方独立负责、步调一致地开展工作。

把党的领导与依法治国有机统一起来，实施依法治国方略。执政党领导人民制定宪法法律，把党的主张变成国家意志，这是党领导人民治理国家的基本方略，同时又是加强和改善党的执政方式的重要特征；党不干预法律规定的应由国家机关、群众团体、经济文化组织管理的事务，一切党组织和党员都要带头维护法律的尊严。

加强思想政治工作，发挥党的政治优势。思想政治工作是经济工作和其他一切工作的生命线。邓小平指出："我们说改善党的领导，其中最重要的，就是加强思想政治工作。"当前，党除了制定重大的路线、方针政策之外，必须腾出时间和精力做思想政治工作，做人民群众的工作，要密切注视和深入研究思想战线的新变化，采取切实可行的办法改进我们的思想政治工作。

切实加强党的执政能力建设，提高党的执政水平和能力。必须坚持执政为民的根本宗旨，把加快发展作为执政兴国的第一要务，坚定不移地把改革开放推向前进，全面完成历史赋予党的光荣而艰巨的任务。

在改革开放和社会主义现代化建设的新形势下，遵循党的基本路线，加强和改善党的领导方式和执政方式，不断提高党的领导水平和执政水平，是党在新时期做好一切工作的关键，是推进中国特色社会主义建设事业的根本保证。

第二节　人民群众：社会主义事业的依靠力量

邓小平在党的十二大开幕词中指出："我们党提出的各项

重大任务，没有一项不是依靠广大人民的艰苦努力来完成的。"工人、农民、知识分子是人民群众的绝大多数，是建设有中国特设社会主义的主要依靠力量，只有紧紧依靠工人、农民、知识分子，充分发挥他们的积极性和创造性，才能实现建设有中国特色社会主义的伟大目标。

一、全心全意依靠工人阶级

工人阶级是我们国家的领导阶级，是中国共产党的基础，中国共产党是中国工人阶级的先锋队，它要领导革命和建设走向胜利，必须紧紧依靠工人阶级的支持。我国是工人阶级领导的社会主义国家，党和国家的事业离不开工人阶级，工人阶级是党和国家的基础力量。

工人阶级同社会化大生产相联系，是先进生产力和生产关系的代表，工人阶级大多数集中在构成我国国民经济命脉的现代化骨干企业，创造着最大部分的社会财富，是对我国国民经济起决定作用的主要生产力，是我国社会主义现代化建设的主导力量。工人阶级由于其在社会主义现代化建设中的主导地位和高度集中统一的特点，对于维护国家的安定团结具有至关重要的作用，是维护社会稳定的强大而集中的社会力量。

全心全意依靠工人阶级，关键在于维护和加强全体职工的国家主人翁地位。同时，在深化改革，建立现代企业制度的过程中，要通过政治的、经济的、法律的、舆论的、行政的手段切实维护工人阶级权益，支持工人阶级当家做主，充分调动他们的积极性和创造性，更好地发挥其领导阶级的作用。要切实加强党在工人群众中的工作，对广大职工经常进行工人阶级优良传统的教育，增强工人阶级的主人翁责任感和建设有中国特色社会主义的历史使命感，努力提高政治觉悟和科学文化素质，把工人阶级锻炼成一支具有远大理想、具有社会主义道德、具有现代科学文化知识和严格纪律的强大队伍。

二、调动农民的积极性和创造性

农业是我国经济发展、社会安定、国家昌盛的基础。农业不仅关系着我国十几亿人口的吃饭、穿衣等基本生存条件问题，而且还保证和支持着整个国民经济的运行和稳定发展。没有农业的牢固基础，就不可能有我们国家的自立；没有农业的积累和支持，就不可能有我国工业的发展；没有农村的稳定和全面进步，就不可能有整个社会的稳定和全面进步；没有农民的小康，就不能有全国人民的小康；没有农业的现代化，就不可能有整个国家的现代化。

我国的国情，决定了农民群众不但是我国新民主主义革命的主力军，而且是我国改革开放和社会主义现代化建设中人数最多的依靠力量。离开农民群众的理解、拥护和自觉参与，社会主义事业将一事无成。当代中国的改革就是从农村开始的。广大农民从改变自身贫穷落后的强烈愿望出发，勇于探索，大胆创新，逐步建立起以家庭联产承包为主，统分结合、双层经营的农业生产经营体制，取得了巨大成功，带动了整个改革和建设事业。

依靠农民群众，调动农民的积极性和创造性，关系到国家发展的大局。要充分认识新时期农村、农业和农民的极端重要性，充分尊重农民的自主权和创造精神，切实保障农民权益和民主权利，减轻农民负担，不断提高农民的生活水平，要提高广大农民的科学文化素质，进一步改善农村教育状况，大力普及初等教育和中等农业技术教育，培养、造就一代新型农民，推动农村实现社会主义现代化。要大力加强对农民特别是农村青年的爱国主义、集体主义、社会主义教育，积极引导农民正确处理国家、集体、个人三者之间的利益关系，增强国家主人翁的观念。工农联盟要在社会主义现代化建设和深化改革的基础上进一步巩固和发展。

三、充分发挥知识分子的作用

知识分子是工人阶级中掌握科学文化知识较多的主要从事脑力劳动的一部分，是先进生产力的开拓者和教育科学文化工作的基本力量，在改革开放和现代化建设中承担着重大的历史责任，是社会主义建设的一支重要依靠力量。

依靠知识分子，充分发挥知识分子的作用，就要像邓小平反复强调的那样，要"尊重知识，尊重人才"，努力创造更加有利于知识分子施展聪明才智的良好环境，对知识分子要政治上充分信任，为广大科技人员和知识分子提供施展才华的广阔舞台。要下决心，采取措施，积极改善知识分子的工作、学习和生活条件，对有贡献的知识分子给予精神上和物质上的鼓励，并建立经济性、规范化的奖励制度。本着"教育者必须先受教育"的精神，要积极引导他们努力学习马克思主义，同时也要严格要求，以便使他们更好的承担起工人阶级的历史使命。

四、以人民解放军为坚强后盾

在我国，虽然阶级斗争已经不是主要矛盾，但阶级斗争仍然存在，有时还可能会激化。为了维护国家的统一和社会的稳定，为了切实保障人民的民主权利，对极少数敌对分子实行专政，必须以人民解放军为坚强后盾。虽然和平和发展是当代世界的两大主题，但是国际环境复杂多变，霸权主义和强权政治仍然存在，战争的威胁并未根除。为了维护国家的独立和主权，促进世界的和平和发展，必须加强和巩固我国的国防。

邓小平明确指出，必须把中国人民解放军建设成一支强大的、现代化、正规化的革命军队。军队和国防现代化的正规化建设，关系国家安危，关系我国的改革开放和社会主义现代化，是全国人民的事业。因此，要以爱国主义为中心，开展全民国防教育，增强全民国防观念，增强中华民族的忧患意识和凝聚力。坚持精干的常备军和强大的后备力量结合的方针，大力做好民兵预备役工作，完善国防动员体制，广泛深入持久地开展拥政爱民、拥军拥属的活动，加强军政之间、军民之间的相互团结与支持。

知识链接

"三个代表"重要思想

江泽民同志2000年2月25日在广东省考察工作时，从全面总结党的历史经验和如何适应新形势新任务的要求出发，首次对"三个代表"重要思想进行了比较全面的阐述。"三个代表"重要思想的主要内容是：中国共产党始终代表中国先进生产力的发展要求；中国共产党始终代表中国先进文化的前进方向；中国共产党始终代表中国最广大人民的根本利益。

八国联军侵华战争

八国联军侵华战争（1900—1901），近代列强参与国最多的侵华战争。列强为镇压中国人民的反抗斗争，瓜分中国，勾结在一起共同侵华。清政府甘心充当洋人的工具，签订了《辛丑条约》，中国半殖民地社会完全形成。

拜金主义

拜金主义是一种在近代兴起的价值观，持此观念的人认为"在社会上，无钱万万不能"、"金钱至上"，这种价值观被认为起源于资本主义鼓励人类追求自我物质利益的思想主张，而许多广告也被认为有助长社会整体拜金主义风气的作用。拜金主义经常引起许多批评，尤其被保守派的人士抨击为造成现代社会物欲横流、道德沦丧的象征之一。批评者认为，拜金主义者太过强调金钱的重要性，以致拜金主义者变得唯利是图，对许多事物经常只看得到表面，看不到其内涵，精神层面也极为空虚。然而也有人认为，追求更好、更富裕的生活是所有人类的本性，而拜金主义不过是在现代资本主义社会的风气下，人类此种本性的一种反映而已。

半殖民地半封建社会

封建社会在外来资本主义入侵下形成的一种社会经济形态。所谓半殖民地之"半"，指它在政治上经济上为外来的资本主义侵略势力所操纵，但尚有名义上的政府与微小的经济力量，外国列强还未直接行使统治。所谓半封建经济之"半"，指在外来侵略势力的冲击下，封建自然经济的基础开始解体，产生了发展资本主义的某些条件，近代资本主义工业开始出现，封建经济已不是唯一的经济形式。这样，就形成了半殖民地半封建社会。我国从1840年鸦片战争后到1949年就处于半殖民地半封建社会。

辩证法

辩证法是关于对立统一、斗争和运动、普遍联系和变化发展的哲学学说,源出希腊语"dialego",意为谈话、论战的技艺,指一种逻辑论证的形式。现在用于包括思维、自然和历史三个领域中的一种哲学进化的概念,也用来指和形而上学相对立的一种世界观和方法论。

辩证唯物主义

辩证唯物主义,是马克思、恩格斯批判地吸取德国古典哲学——黑格尔的辩证法的"合理内核"和费尔巴哈唯物论的"基本内核",在总结自然科学、社会科学和思维科学的基础上创立的系统科学的逻辑理论思维形式,是一种以马克思和恩格斯学说来研究现实的哲学方法,是用"辩证的观点"和"唯物论的观点"解释和认识世界的理论。一般认为"辩证唯物主义"和"唯物辩证法"在本质上是一致的。

辩证唯物主义的基本观点有:1.唯物主义认为,物质是第一性的,意识是第二性的。世界的本原是物质,世界的万事万物都是物质派生出来的。2.物质世界是按照它本身所固有的规律运动、变化和发展的。规律是客观的,是不以人的主观意志为转移的。

3.辩证的唯物主义观点是相对于机械唯物主义而言的，即将辩证法与唯物主义相结合。

德国古典哲学

德国古典哲学一般是指康德、费希特、谢林、黑格尔和费尔巴哈的哲学，是代表西方近代哲学的最高阶段。它继承了由德国哲学家莱布尼茨代表的唯理主义倾向，同时又受到了苏格兰启蒙运动中著名哲学家休谟的经验主义和怀疑论的影响，此外，以莱辛、歌德为代表的启蒙运动文学也对德国古典哲学起到了相当程度的影响。（斯宾诺莎的宿命论思想有时也被认为是德国古典哲学的重要思想来源之一。）在这些思想的共同影响下，德国古典哲学家总结并探讨了一系列哲学上的重大问题，尽管他们中的多数经常被泛泛地认为是唯心主义者，但他们的主张却不是统一的。

康德是一个二元论者和不可知论者，他为了调和唯理主义和经验主义，提出了自己的批判哲学。费希特则持有一种主观唯心主义（后期也被认为倾向于客观唯心主义），谢林和黑格尔有时候被认为是客观唯心主义者，但事实上他们的意见是非常不同的。直到费尔巴哈以一种唯物主义的观点对黑格尔宏大的形而上学体系提出抨击，从而终结了德国古典哲学。

德国古典哲学具有抽象性和思辨性的特点，同时它也是马克思主义的三个理论来源之一。此外，它提出了包括认识论、本体论、伦理学、美学、法哲学、历史哲学以及政治哲学等领域的各种重大问题和范畴，标志着近代西方哲学向现代西方哲学的过渡。

邓小平理论

邓小平理论，是以邓小平同志为主要创立者、以建设有中国特色社会主义为主题的理论。邓小平理论是马克思主义与当代中国实际和时代特征相结合的新成果，是毛泽东思想的继承和发展，是当代中国的马克思主义，是马克思主义在中国发展的新阶段，是中国共产党获得的与前苏联模式不同的社会主义建设经验的理论总结，是党和人民实践经验和集体智慧的结晶，是中国共产党人建设有中国特色社会主义的行动指南。

邓小平民主与法制的理论

邓小平民主与法制的理论，是马克思主义民主与法制理论和中国社会主义民主和法制建设的具体实践相结合的产物，是依法治国、建设社会主义法制国家的理论基石和重要指导思想。民主是社会主义的本质要求，人民当家做主是社会主义民主政治的核心，是社会主义法制的依托，同时也是中国共产党始终不渝坚持的奋斗目标。在政治上发展民主并实现社会主义民主制度化、法制化，是政治体制改革的重要任务。

第二次工业革命

第二次工业革命，也称第二次科技革命，是指1870年至1914年的工业革命。其中西欧和美国以及1870年后的日本，工业得到飞速发展。第二次工业革命紧跟着18世纪末的第一次工业革命，并且从英国向西欧和北美蔓延。第二次工业革命以电力的大规模应用为代表，以电灯的发明为标志。

第二次鸦片战争

第二次鸦片战争（1856—1860），为扩大侵华权益，英法联合侵华，攻占了北京，进行野蛮的洗劫。清政府被迫再次大肆出卖国家权益，签订了《天津条约》和《北京条约》，使中国社会的半殖民地程度进一步加深了。

第二国际

第二国际，即"社会主义国际"，是一个工人运动的世界组织。1889年7月14日在巴黎召开了第一次大会，通过《劳工法案》及《五一节案》，决定以同盟罢工作为工人斗争的武器。组织后因第一次世界大战爆发而解散，其后伯尔尼国际成立并作为实体运作。第二国际所做出影响最大的动作包括宣布每年的5月1日为国际劳动节，宣布每年的3月8日为国际妇女节，并创始了八小时工作制运动。当今世界最大的政党组织"社会党国际"实际上为其延续，在二战后的1951年成立，成员均为原第二国际成员。

第一国际

第一国际，即国际工人联合会，1864年由英、法、德、意四国工人代表在伦敦开会成立，马克思代表德国工人参加该组织的工作，并逐渐用"科学社会主义"理论作为组织指导思想。由于会名太长，有时人们取它的第一个单词"International"代指，简称为"国际"，历史上即称为"第一国际"。1871年，第一国际法国支部参加并领导了巴黎公社运动。但是随着巴黎公社的失败，第一国际也日渐衰弱，1876年正式宣布解散。

俄国二月革命

俄国二月革命是1917年3月8日于俄罗斯发生的民主革命，是俄国革命的序幕。其即时结果就是沙皇尼古拉二世被迫退位，俄罗斯帝国灭亡。二月革命结束了封建专制的统治，之后出现了两个政权并立的局面，即资产阶级临时政府和苏维埃政权。后又因为临时政府的措施不当，爆发了十月革命。以列宁为首的苏维埃政权控制了局面。二月革命为俄国无产阶级反对资产阶级、争取社会主义的斗争创造了有利的条件。发生在第一次世界大战期间的二月革命的胜利，促进了欧洲各国被压迫人民和被压迫民族反对帝国主义战争、反对本国反动政府、争取民主权利和民族解放的革命运动的高涨。

封建主义

封建主义包括三个方面：一是指封建专制制度，包括政治、经济制度在内的整个社会制度；二是指意识形态；三是指以封建主义思想为指导，为建立或复辟封建专制制度而进行的活动。三者之间相互联系又相互区别，不能等同和混淆。也可以说，封建主义在经济上代表的是地方保护主义和部门主义；在政治上代表的是专制主义和宗法制度；在思想上代表的是纲常伦理、宗法意识和社会生活中的各种落后、愚昧现象、迷信思想和活动。包括制度、活动、思想三方面含义的封建主义，才能称之为完整意义上的封建主义。

个体经济

以生产资料个体所有和个体劳动为基础的经济。如小农经济、小手工业经济、个体商业等。原始社会解体时产生，存在于奴隶社会、封建社会、资本主义社会和社会主义社会，但从来没有成为独立的社会经济形态，而总是从属于占统治地位的经济。具有规模小、经营分散、经济不稳定等特点。在我国，经过社会主义改造，绝大部分个体经济已经转变为社会主义集体经济。但在社会主义国营经济和集体经济占绝对优势的前提下，在法律规定的范围内允许个体经济存在，作为社会主义公有制经济的补充。

工农联盟

工人阶级和农民在无产阶级政党领导下的革命联合。工人和农民的联盟是取得民主革命和社会主义革命的胜利，建设社会主义和实现共产主义的必要条件。人民民主专政的基础是工人阶级、农民阶级和城市小资产阶级的联盟，其中主要是工人和农民的联盟。我国的工农联盟是在中国共产党领导下，在长期的革命斗争中建立和巩固起来的，已经经历了两个阶段：第一阶段建立在土地改革的基础上；第二阶段建立在农业合作化的基础上。在四个现代化建设时期，工农联盟有了新的发展。巩固与发展工农联盟，是我国制定经济政策和社会政策的重要依据。

工业革命

工业革命，又称产业革命，是指资本主义工业化的早期历程，即资本主义生产完成了从工场手工业向机器大工业过渡的阶段。工业革命是以机器取代人力，以大规模工厂化生产取代个体工场手工生产的一场生产与科技革命。由于机器的发明及运用成为了这个时代的标志，因此，历史学家称这个时代为"机器时代"。

有人认为工业革命在1759年左右已经开始，但直到1830年，它还没有真正蓬勃地展开。大多数观点认为，工业革命发源于英格兰中部地区。1769年，英国人瓦特改良蒸汽机之后，由一系列技术革命引起了从手工劳动向动力机器生产转变的重大飞跃。随后自英格兰扩散到整个欧洲大陆，19世纪传播到北美地区。一般认为，蒸汽机、煤、铁和钢是促成工业革命技术加速发展的四项主要因素。在瓦特改良蒸汽机之前，整个生产所需动力依靠人力和畜力。伴随蒸汽机的发明和改进，工厂不再依河或溪流而建，很多以前依赖人力与手工完成的工作自蒸汽机发明后被机械化生产取代。

工业革命是一般的政治革命不可比拟的巨大变革，其影响涉及人类社会生活的各个方面，使人类社会发生了巨大的变革，对人类的现代化进程的推动起到了不可替代的作用，把人类推向了崭新的蒸汽时代。

供销合作社

供销合作社，简称供销社。由农民集资并在国家大力扶持下组织起来的集体所有的合作商业，是我国农村社会主义商业的一种形式。它的主要任务是收购和推销农副产品，组织农民开展多种经营，对农村供应农业生产资料和消费品。供销合作社一般按行政区划分，以乡建社，称为基层供销社，下设门市部和供销分店，县以上设有进行批发业务的各种专业公司。行政管理上，各县、省（自治区、直辖市）设立联合社，在中央，设中华全国供销合作总社。在统计上，供销合作社执行国家统计局和商业部联合制发的以社会商业为总体，以社会商业国内纯购进、社会商业国内纯销售、商品库存为主要内容的商品流转统计报表。

共产国际

共产国际，亦称"第三国际"，1919年3月2日至6日在列宁的领导下，在莫斯科召开了共产国际第一次代表大会。参加大会的有来自欧、亚、美洲21个国家的35个政党和团体的代表52人，通过了列宁起草的《共产国际宣言》、《共产国际行动纲领》等文件，宣告了共产国际的成立。共产国际在其存在的24年中，共召开过7次代表大会和13次执行委员会全会。共产国际在列宁领导期间，成绩比较显著。1924年1月，列宁去世后，共产国际出现了一些错误。总的来说，共产国际在宣传马克思列宁主义，团结各国无产阶级和被压迫民族，领导和推动无产阶级革命运动，促进亚非拉民族解放运动，反对帝国主义和法西斯主义，促进各国共产党的成长等方面起了重大的作用。

共产主义

共产主义是一种政治思想，主张消灭私有产权，并建立一个各尽所能、按需分配的生产资料公有制（进行集体生产）社会，而且是一个没有阶级制度、国家和政府的社会。在这一体系下，土地和资本财产为公共所有。其主张劳动的差别并不会导致占有和消费的任何不平等，并反对任何特权。在科学共产主义（马克思主义及其各流派）的理论中，它在发展上分两个阶段，初级阶段是社会主义，高级阶段是共产主义。通常所说的共产主义，指共产主义的高级阶段。

按照马克思主义理论（历史唯物主义），资本主义必将为共产主义所取代，这是不以人们的意志为转移的社会发展的历史规律。因随着工业革命后各种机械自动化生产所带来的高生产力，长期而言经济生产所需的人力将愈来愈少，在私有财产制度下绝大多数人将会失业，因此，社会若想继续和平发展就必须进入共产主义，将愈来愈少的工作量分配给各个工作的人，除了为兴趣而自愿长期工作的人之外，基本上多数人可减少许多工作时间就能维持日常生活。共产主义思想在实行上，需要人人有高度发达的集体主义精神，而这就要求社会生产力达到充分的发展和极度的发达。

共产主义社会

共产主义社会是一种社会形态，它是在生产资料公有制的条件下，在高度发达的社会生产力的基础上所实行的一种各尽其职、按需分配的劳动者自由联合的社会经济形态。

官僚资产阶级

官僚资产阶级，亦称"买办资产阶级"，一般指殖民地半殖民地国家中与政府勾结在一起的直接为帝国主义服务并为帝国主义所豢养的大资产阶级。官僚资产阶级是半殖民地半封建的旧中国的统治阶级。它适应帝国主义商品倾销、资本输出和掠夺资源的需要，凭借政权力量，出卖国家主权和民族利益，对无产阶级和劳动人民进行残酷的剥削和压迫，是帝国主义统治中国的代理人。

国家资本主义

国家资本主义是无产阶级国家能够加以限制和规定其活动范围的资本主义。在中国既是把民族资本主义经济逐步改造成为社会主义国营经济的过渡形式，又是在全民所有制经济领导下，加速社会主义四个现代化建设的补充形式。

合作社经济

劳动群众为改变生活条件或生产条件而自愿建立的一种集体经济组织。主要形式有生产合作社、供销合作社、消费合作社、信用合作社等。在生产合作社中，劳动群众自愿入股，国家帮助贷款，劳动群众共同占有生产资料，互助合作，除少量收入实行按股分红外，基本实行按劳分配。它具有组织上的群众性、管理上的民主性和经营上的灵活性等特点，可以由劳动群众自愿集资建立，适合我国现阶段社会生产力的发展。

和平赎买

这是无产阶级夺取政权后，对资产阶级的生产资料通过和平方式并采取有偿办法实行国有化的政策。马克思、恩格斯、列宁都曾提出过在一定条件下对资本家进行赎买的思想。中国共产党从中国的国情出发，确定了对私人资本主义工商业实行和平赎买的政策，即通过国家资本主义方式，逐步把资本主义企业改造成社会主义企业。1953年，中华人民共和国正式提出对资本主义工商业进行社会主义改造过程中对利润分配的规定，也是对资本主义进行和平赎买的方法。和平赎买主要适用于国家资本主义的初、中级形式。目的是通过合作，达到将私营工商业引上国家资本主义的轨道。具体做法是私营企业每年的利润采取四分法（俗称"四马分肥"），即30%左右上交，作为国家所得税；10%—30%作为企业的公积金，用于扩大再生产；职工福利资金占5%—15%，用于举办职工福利事业和奖励生产上的先进职工；剩余的25%左右作为资本家的股息红利（包括董事、监事和经理及厂长的酬劳金）。赎买政策的实行，不但减少了资产阶级对社会主义改造的阻力，而且有利于逐步把资本家改造成为自食其力的劳动者。

环境友好型社会

环境友好型社会，就是全社会都采取有利于环境保护的生产方式、生活方式、消费方式，建立人与环境良性互动的关系。建设环境友好型社会，就是要以人与自然和谐相处为目标，以环境承载力为基础，以遵循自然规律为准则，以绿色科技为动力，倡导环境文化和生态文明，构建经济社会环境协调发展的社会体系，实现可持续发展。

十六届五中全会明确提出要建设资源节约型、环境友好型社会，是以胡锦涛为总书记的党中央紧密结合中国国情，借鉴国际先进发展理念，着力解决中国经济发展与资源环境矛盾的一项重大战略决策，对于全面落实科学发展观，不断提高资源环境保障能力，实现国民经济又快又好发展具有重要意义。

机会主义

机会主义，也称投机主义，指为了达到自己的目标不择手段的做法，突出的表现是不按规则办事，视规则为腐儒之论，其最高追求是实现自己的目标，以结果来衡量一切，而不重视过程。如果它有原则的话，那么它的最高原则就是成王败寇。机会主义也可指工人运动或无产阶级政党内部出现的违背马克思主义根本原则的思潮、路线。它是资产阶级或小资产阶级思想的反映。机会主义有两种表现形式：一种是右倾机会主义，另一种是"左"

倾机会主义。

甲午中日战争

甲午中日战争（1894—1895），新兴的帝国主义国家日本为实现其"侵韩征华"的狂妄计划而发动的侵华战争。清政府被迫签订了反映列强瓜分世界、资本输出的侵略要求的《马关条约》，使中国社会半殖民地半封建化的程度大大加深了。

教条主义

教条主义是主观主义的一种表现形式，亦称本本主义。主要特点是从书本的个别定义、词句出发，不从实际出发。无产阶级革命队伍中的教条主义者，不把马克思列宁主义当作行动的指南，而是把它当作僵死的教条和不变的公式，到处生搬硬套。他们不愿做艰苦细致的调查研究工作，不肯动脑分析具体问题，反对理论和实践相结合，脱离实际，脱离群众。用这种思想方法指导工作，会给革命和建设事业带来严重危害。

阶级中的阶层

阶级中的阶层，通常指同一个阶级内，由于所处的经济地位不同而划分出的若干不同的层次。如根据生产资料的占有多寡不同，将资产阶级分为大资本家和中小资本家；旧中国是半殖民地半封建社会，资产阶级由于来源不同，依据对象不同，占有生产资料的方式不同，分为官僚资产阶级、买办资产阶级和民族资产阶级三个层次；土地改革时期，依据占有土地的多少和收入来源的不同，农民阶级曾被划分为雇农、贫农、下中农、中农、富裕中农几个层次。这些层次的划分有利于无产阶级更好地认识各阶级中的不同力量，进而采取不同的团结策略。知识分子是一个特殊的阶层，其阶级地位分属于它所服务的那个阶级。

解放思想

解放思想是指在马克思主义指导下打破习惯势力和主观偏见的束缚，研究新情况，解决新问题。解放思想就是使思想和实际相符合，使主观和客观相符合，就是实事求是。解放思想、实事求是是邓小平理论的哲学基础，它不是一个抽象空洞的哲学命题，而是以建设有中国特色社会主义和现代化建设为对象，是由实践到认识乃至理论的科学思想体系。解放思想不仅具有丰富的哲学理论性和文化思想性，更重要的是具有广泛的指导性和实践性。从实践到认识和从认识到实践的全过程，自始至终贯穿着马克思主义的立场、观点和方法。

科学发展观

科学发展观，是中共中央总书记胡锦涛在2003年7月28日的讲话中提出的"坚持以人为本，树立全面、协调、可持续的发展观，促进经济社会和人的全面发展"，按照"统筹城乡发展、统筹区域发展、统筹经济社会发展、统筹人与自然和谐发展、统筹国内发展和对外开放"的要求推进各项事业的改革和发展的一种方法论，也是中国共产党的重大战略思想。在中国共产党第十七次全国代表大会上写入党章，成为中国共产党的指导思想之一。

科学社会主义

科学社会主义是与空想社会主义相对而言的、关于社会主义的科学的理论体系、理论模型与实践模式。科学社会主义是人类一切文明成果的结晶。马克思、恩格斯运用辩证唯物主义的逻辑思维形式，在批判历代空想社会主义的基础上，以历史唯物主义的观点揭示和发现了人类社会发展的规律及当代资本主义经济运动的规律——剩余价值规律。马克思的这两个规律的发现使社会主义从空想变成了科学。科学社会主义是关于无产阶级解放斗争发展规律的科学，是一门政治科学，或者说是一门政治学。

空想社会主义

空想社会主义又称乌托邦社会主义，是产生于资本主义生产状况和阶级状况尚未成熟时期的一种社会主义学说，是现代社会主义思想来源之一。空想社会主义者相信在不久的将来可以建立理想的意识形态社会，并为之不懈努力奋斗。这种学说最早见于16世纪托马斯·莫尔的《乌托邦》一书，盛行于19世纪初期的西欧。空想社会主义者认为社会主义的理想社会应该建筑在人类的理性和正义的基础上，而这种社会至今还未出现，是由于人们不认识和不承认的缘故。他们觉得只要有天才掌握了这种思想，并推广开去，就能实现他们心中的理想社会。空想社会主义者反对资本主义，并认为资本主义的剥削制度是由于人类在道德和法律上犯了错误，背弃了人类的本性而产生的。

劳动对象

劳动对象指劳动本身所对应的客体，比如耕作的土地、纺织的棉花等。包括两大类：一是自然界的物质，即未经人类加工过的自然物，如矿藏；一是人类劳动加工过的，用作原材料的产品，如棉花、钢铁等。

劳动力

劳动力，即人的劳动能力，指蕴藏在人体中的脑力和体力的总和。物质资料生产过程是劳动力作用于生产资料的过程。离开劳动力，生产资料本身是不可能创造任何东西的。但是，在物质资料生产过程中，劳动力发挥作用，除了必须具备一定的生产经验和劳动技能或科学文化知识外，还必须具备一定量的生产资料，否则，物质资料生产过程也是不能进行的。劳动者在生产过程中运用自己的劳动力和生产工具，作用于劳动对象，既可以创造出物质财富，也可以不断提高自己的劳动技能。

历史唯物主义

历史唯物主义是马克思主义哲学的重要组成部分，也被称为"唯物主义历史理论"或"唯物史观"。历史唯物主义为马克思和恩格斯所创立，以黑格尔的辩证法，结合费尔巴哈的唯物论，去解释人类历史演变的过程，并被列宁、毛泽东等人所发展，被认为是马克思主义的社会历史观和认识、改造社会的一般方法论。因其主要关注的是对历史规律的阐明，因而历史唯物主义可以归入历史哲学，具体地说是一种思辨的历史哲学。

历史唯物主义认为历史发展是客观的和有其特定规律的，其最基本的规律就是生产力决定生产关系，生产关系对生产力有反作用（可能促进或阻碍）。伴随着生产力的发展，人类社会会历经原始社会、奴隶社会、封建社会、资本主义社会、社会主义社会，最终走向共产主义社会。

马克思列宁主义

马克思列宁主义是马克思主义和列宁主义的统称。马克思主义是对马克思和恩格斯的观点和学说的总体称谓,是无产阶级及其政党的十分严整而彻底的世界观,是无产阶级开展解放运动的理论指导,是无产阶级根本利益的科学表现。列宁主义是帝国主义和无产阶级革命时代的马克思主义,是由列宁和他的战友在参加和领导俄国和国际工人运动的实践活动中,在同第二国际机会主义作斗争中,总结无产阶级新的历史经验和科学发展的新成果而形成的。它使无产阶级专政成为现实,使社会主义从科学的理论变成现实的社会制度。

马克思主义

马克思主义是马克思、恩格斯在19世纪工人运动实践基础上创立的理论体系。马克思主义主要以唯物主义角度编写而成。马克思主义理论体系包括三部分,即马克思主义哲学、马克思主义政治经济学、科学社会主义,分别是马克思、恩格斯受德国古典哲学、英国古典政治经济学、法国空想社会主义影响,并在此基础上创立的。马克思主义作为内涵丰富、外延无限的一整套严密的思想体系,我们可以从不同方面对其进行不同的定义。马克思主义从它的创造者、继承人的认识成果上讲,可以定义为:马克思主义是马克思、恩格斯创建的马克思主义者不断加以丰富发展的观点和学说的体系;从它的阶级属性讲,可以定义为:马克思主义是关于无产阶级和人类解放的科学,尤其是关于无产阶级斗争的性质、目的和条件的学说；从它的研究对象讲，可以定义为：马克思主义是一个内容极其丰富的、宏伟的、科学的理论体系，是关于自然、社会和思维发展普遍规律的学说，特别是关于资本主义发展和转变为社会主义，以及社会主义和共产主义发展普遍规律的学说。

马克思主义哲学

马克思主义哲学是关于自然、社会和思维发展的一般规律的科学，是唯物论和辩证法的统一，是唯物论自然观和历史观的统一。它是在继承和发展了德国的古典哲学，英国的古典政治经济学，英国、法国的空想社会主义下形成的马克思主义的三个组成部分之一。马克思主义哲学的主要理论来源是辩证法和唯物论，辩证唯物主义和历史唯物主义是马克思主义哲学的两大组成部分，实践概念是它的基础。

马克思主义政治经济学

马克思主义政治经济学，是马克思主义的重要组成部分。它既是我们从理论高度认识和研究资本主义的经济科学，也是我们进行社会主义经济建设和改革开放的理论指导。马克思主义政治经济学，首先包括马克思创建的政治经济学的基本原理和方法，也包括后来由列宁、毛泽东、邓小平和党中央发展了的经济思想与理论，还包括经济学界以马克思主义为指导研究当代资本主义和社会主义所取得的有关成果。马克思主义政治经济学的基本观点主要包括在马克思的重要著作《资本论》中，在《资本论》中，马克思研究了资本主义经济学的理论和英国历年的经济统计资料，对资本主义经济学理论进行了分析和批判。

毛泽东思想

毛泽东思想是马克思列宁主义普遍原理和中国革命具体实践相结合的产物。它是以毛泽东同志为主要代表的中国共产党人运用马克思主义的立场、观点和方法，把中国长期革命和建设实践中的一系列独创性经验作了理论概括而形成的适合中国情况的科学的指导思想。它是马克思列宁主义在中国的运用和发展，是被实践证明了的适合中国革命和建设的正确的理论原则和经验总结，是中国共产党集体智慧的结晶。

民族资产阶级

民族资产阶级是中国共产党在其阶级斗争的理论中创造出来的一个概念，指的是半殖民地半封建社会下，自身的经济发展与外国资本主义没有太多联系，资本相对于官僚资产阶级或买办资产阶级势力较弱的一类资产阶级团体。中华人民共和国国旗的其中一颗小星就代表着"民族资产阶级"。

南昌起义

1927年4月和7月，国民党蒋介石集团和汪精卫集团，先后在上海和武汉发动反革命政变，国共合作的大革命遭到失败。为挽救中国革命，中共中央决定举行武装起义。8月1日，周恩来、贺龙、叶挺、朱德、刘伯承等领导国民革命军2万余人在南昌起义，汪精卫急令张发奎、朱培德等部向南昌进攻。8月3日起，起义军分批撤出南昌，向广东进发，沿途多次打破国民党军的阻截，于9月下旬到达广东潮州、汕头。10月初，起义军进攻汤坑失利，部队大部分被打散。剩余部队一部分加入海陆丰地区的革命军队，一部分在朱德、陈毅率领下，转战闽粤赣湘边，最后保存下来的起义军约800人，参加了湘南起义，并于1928年4月到达井冈山革命根据地，同毛泽东领导的湘赣边界秋收起义部队会合。南昌起义打响了武装反抗国民党反动派的第一枪，标志着中国共产党独立地创造革命军队和领导革命战争的开始，8月1日也成了中国人民解放军的建军节。

农业生产合作社

农业生产合作社，亦称"农业合作社"，简称"农业社"，是新中国农民为共同发展农业生产，自愿联合组成的社会主义集体经济组织。我国的农业生产合作社，一般是在农业合作化运动中，以带有社会主义萌芽性质的农业生产互助组为基础而建立起来的。

按照集体化程度的不同，可分为半社会主义性质的初级农业生产合作社和完全社会主义性质的高级农业生产合作社两种形式。

人民代表大会制度

人民代表大会制度，简称人大或人代会，是中华人民共和国的根本政治制度，是代表中国人民行使国家权力的国家机关，是中国人民民主专政政权的组织形式，是社会主义上层建筑的重要组成部分。人民代表大会制度是在中国共产党领导下，中国人民在长期革命斗争中创造和发展起来的。它既借鉴了巴黎公社"议行合一"的原则和苏维埃政权建设的经验，又是对革命根据地政权建设工作的经验总结。

人民民主专政

人民民主专政是在《中华人民共和国宪法》中使用的一个概念，由毛泽东提出，毛泽东说，"人民民主专政"即"人民民主独裁"。毛泽东对此的解释是："剥夺反动派的发言权，只让人民有发言权。"在这个概念当中，"专政"没有被当作贬义词使用，中国共产党视之为适合中国特殊国情的政治架构形式。这是因为中国共产党和中华人民共和国始终代表最广大人民的根本利益，可以使用专制的方法来对待敌对势力以维持人民民主政权。中国共产党领导的人民民主政权在人民内部实行民主，逐步扩大社会主义民主，发展社会主义民主政治；对境内外敌对势力和犯罪分子实行专政。

人民群众

人民群众是共产党及马克思主义论述中常使用的基本概念，主要指阶级社会中从事生产的劳动群众和劳动知识分子的主体性角色。然而，人民群众是个具体的、历史的概念。它的具体性在于有质和量的规定性。从质的规定性上看，是指对历史发展起推动作用的一切人，但在不同的历史时期，其表现不同。人民群众概念所包含的内容和范围，是由革命的对象和任务所决定的，在社会发展的不同历史时期，随着革命对象和任务的变化而具有不同的内容，所以又说它是一个历史的概念。例如，在我国抗日战争时期，民族矛盾上升为主要矛盾，革命的对象和任务是把日本帝国主义赶出中国去。这时，一切抗日的阶级、阶层和社会集团都属于人民的范畴；汉奸、亲日派则是人民的敌人。在解放战争时期，美帝国主义和它的走狗即官僚资产阶级、地主阶级以及代表这些阶级的国民党反动派，都是人民的敌人；而一切反对这些敌人的阶级、阶层和社会集团，都属于人民。从量的规定性上看，人民群众是指一个社会的基本群众，是多数。不管历史情况发生怎样的变化，人民群众的主体和稳定部分，始终是从事物质资料生产的劳动群众和不剥削他人的脑力劳动者。

日本侵华战争

日本侵华战争（1931—1945），是近代持续时间最长的侵华战争，是20世纪上半叶日本发动的第二次侵华战争，给中国人民带来了沉重的灾难。而为了抵抗日本的侵略，国共两党合作抗日，取得了近百年来中国人民第一次反帝斗争的完全胜利。

三湾改编

1927年湘赣边界秋收起义后，毛泽东率起义部队到达江西永新县三湾村。毛泽东在三湾村主持召开前委会议并对部队进行整编，由于部队减员较多，剩下的不满千人，因此把原来一个师缩编为一个团，称工农革命军第一军第一师第一团，在军队中建立党的各级组织，营团建党委，连设支部，连以上各级均设党代表，班设党小组，全军由毛泽东任书记的前委领导。这次改编还确立了军队内的民主制度。三湾改编在人民军队的建军史上具有重要意义，确立了党对军队的绝对领导，保证了军队的无产阶级性质。三湾改编所确立的"党指挥枪"的原则，从政治和组织上奠定了新型人民军队的基础。

社会必要劳动时间

社会必要劳动时间是与"个别劳动时间"相对而言的，指在现有的社会正常的生产条件下，在社会平均的劳动熟练程度和劳动强度下制造某种使用价值所需要的劳动时间。这里的"现有的社会正常的生产条件"是指现时某生产部门的平均生产条件，或大多数商品生产者所具有的生产条件，其中最主要是劳动工具的状况；这里的"平均的劳动熟练程度和劳动强度"是指中等水平或部门的平均劳动熟练程度和劳动强度。如生产一件上衣，各个商品生产者由于设备、技术熟练程度等差别，个别劳动时间从2小时到4小时不等，但一般用3小时的劳动就能生产出来，这3小时就是生产上衣的社会必要劳动时间，它随社会劳动生产率的提高而减少。另外，马克思在分析社会生产各部门之间按比例分配社会总劳动的必要性时，提出另一个意义上的社会必要劳动时间，是指满足社会对某种产品的需要而必须分配到某一部门去的那部分社会劳动时间，如社会需要10万双鞋，每双鞋需平均耗费社会劳动时间1小时，则生产鞋所需的社会必要劳动时间为10万小时。

社会主义

社会主义是一套经济体系和政治理论，主张或提倡公共或以整个社会作为整体，来拥有和控制生产资料（产品、资本、土地、资产等），其管理和分配基于公众利益。其提倡由集体或政府拥有与管理生产工具，分配物资。社会主义分为了诸多流派，从建立合作经济管理结构到废除等级制度以至于自由联合。作为一项政治运动，社会主义的政治哲学主张从改良主义到革命社会主义均有分布。如国家社会主义主张通过推动生产、分配和交换全方位的国有化来实现社会主义；自由社会主义倡导工人传统地控制生产方式，反对国家权力来进行管理；民主社会主义则通过民主化进程来寻求建立社会主义。

现代社会主义理论始于18世纪知识分子与工人阶级发起的批评工业化与私有财产对社会影响的政治运动。早期的空想社会主义者，诸如罗伯特·欧文曾试图建立一个自给自足并脱离资本主义社会的公社；而圣西门则创造了名词socialisme，提倡技术官僚与计划工业的应用。马克思和恩格斯共同设计创造了一个理想的社会制度，通过除去导致不合格与周期性生产过剩的无政府主义和资本主义生产，来允许广泛应用现代科技，从而将经济活动合理化。在19世纪初期，社会主义还只是表明关注社会问题；到了19世纪末期，社会主义已经成为了建立基于社会共有的新体制的推动力，并站到了资本主义的对立面。

社会主义工业化

社会主义工业化就是原来经济比较落后的社会主义国家建立强大的现代工业，变落后的农业国为先进的工业国的过程。在我国，实现社会主义工业化，要求建成一个基本上完整的工业体系，使工业生产在社会生产中占主要地位，只有实现社会主义工业化，才能以先进的技术装备农业和国民经济各部门，迅速发展社会生产力，巩固和发展社会主义生产关系，建立独立的国民经济体系和强大的国防，壮大工人阶级力量，巩固工农联盟，加强人民民主专政。

社会主义和谐社会

社会主义和谐社会是人类孜孜以求的一种美好社会，是马克思主义政党不懈追求的一种社会理想。中外历史上都产生过不少有关和谐社会的思想。进入21世纪后，中共十六大和十六届三中全会、四中全会，从全面建设小康社会、开创中国特色社会主义事业新局面的全局出发，明确提出构建社会主义和谐社会的战略任务，并将其作为加强党的执政能力建设的重要内容。中共十六大报告第一次将"社会更加和谐"作为重要目标提出。中共十六届四中全会，进一步提出构建社会主义和谐社会的任务。根据马克思主义基本原理和中国社会主义建设的实践经验，根据新世纪新阶段中国经济社会发展的新要求和中国社会出现的新趋势、新特点，我们所要建设的社会主义和谐社会，应该是民主法治、公平正义、诚信友爱、充满活力、安定有序、人与自然和谐相处的社会。

社会主义核心价值体系

社会主义核心价值体系，其基本内容包括马克思主义指导思想、中国特色社会主义共同理想、以爱国主义为核心的民族精神和以改革创新为核心的时代精神、社会主义荣辱观。

社会主义精神文明

社会主义精神文明是中国共产党在新时期提出的一个马克思主义的新概念。邓小平同志高度重视精神文明建设，并把精神文明建设看作社会主义社会的重要特征之一。以邓小平同志为代表的当代中国共产党人，在改革开放和现代化建设过程中，创建了社会主义精神建设理论。这一理论集中体现在邓小平同志的一系列重要论述和党中央的一系列重要文献中，党的十二届六中全会上通过的《中共中央关于社会主义精神文明建设指导方针的决议》体现得尤其明显。

社会主义社会

社会主义社会，是一种社会形态，指用马克思主义理论指导，重视社会福利，采用财产公有制的，通常是共产主义政党专政、工人阶级领导的社会。按照马克思主义理论，社会主义社会是资本主义社会向共产主义社会的过渡性社会形态。

社会主义文化

社会主义文化是以科学发展为主题，以建设社会主义核心价值体系为根本任务，以满足人民精神文化需求为出发点和落脚点，以改革创新为动力，发展面向现代化、面向世界、面向未来的，民族的科学的大众的社会主义文化。

生产关系

生产关系是指在物质生产过程中形成的人们之间的社会关系，它集中体现了人们之间的物质利益关系。生产关系的内容包括人们在一定的生产资料所有制基础上形成的、在社会生产总过程中发生的生产、分配、交换和消费的关系。

生产力

生产力，又称"社会生产力"，是人们征服自然、改造自然、获得物质资料的能力。生产力和生产关系是社会生产不可分割的两个方面。生产力包括劳动者、劳动资料和劳动对象三大要素。

生产资料

生产资料，也称作生产手段，是马克思主义理论家认定的生产力三要素之一。生产资料主要指劳动者进行生产时所需要使用的资源和工具。一般包括土地、厂房、机器设备、工具、原料，等等。生产资料是生产过程中的劳动资料和劳动对象的总和，它是任何社会进行物质生产所必备的物质条件。

十月革命

十月革命（又称布尔什维克革命、俄国共产革命等），是1917年俄国革命经历了二月革命后的第二个阶段。十月革命发生于1917年11月7日（俄历10月25日）。前苏联、中国等社会主义国家及组织普遍认为，十月革命是经列宁和托洛茨基领导下的布尔什维克领导的武装起义，建立了人类历史上第二个无产阶级政权（第一个是巴黎公社无产阶级政权）和由马克思主义政党领导的第一个社会主义国家——苏维埃俄国。革命推翻了以克伦斯基为领导的资产阶级俄国临时政府，为1918年—1920年俄国内战和1922年苏联成立奠定了基础。

实事求是

实事求是出自《汉书·河间献王刘德传》的"修学好古，实事求是"一句。毛泽东在《改造我们的学习》一文中，对这一古语作了新的解释，他说："'实事'就是客观存在着的一切事物，'是'就是客观事物的内部联系，即规律性，'求'就是我们去研究。我们要从国内外、省内外、县内外、区内外的实际情况出发，从其中引出其固有的而不是臆造的规律性，即找出周围事物的内部联系，作为我们行动的向导。而要这样做，就须不凭主观想象，不凭一时的热情，不凭死的书本，而凭客观存在的事实，详细地占有材料，在马克思列宁主义一般原理的指导下，从这些材料中引出正确的结论。"

使用价值

使用价值，是一切商品都具有的共同属性之一。任何物品要想成为商品都必须具有可供人类使用的价值；反之，毫无使用价值的物品是不会成为商品的，使用价值是物品的自然属性。马克思主义政治经济学认为，使用价值是由具体劳动创造的，并且具有质的不可比较性。比如，人们不能说橡胶和香蕉哪一个使用价值更高。使用价值是价值的物质基础，和价值一起，构成了商品二重性。

世界观

世界观，也叫宇宙观，是哲学的朴素形态。世界观是人们对整个世界的总的看法和根本观点。由于人们的社会地位不同，观察问题的角度也不同，就形成了不同的世界观。哲学是其理论表现形式。世界观的基本问题是精神和物质、思维和存在的关系问题，根据对这两者关系的不同回答，划分为两种根本对立的世界观基本类型，即唯心主义世界观和唯物主义世界观。

私有制

私有制，也叫所有制，是相对于公有制的经济制度，是在这种制度下进行的生产资料个人或集体的排他性占有。私有制是剥削社会（以奴隶社会、封建社会、资本主义、特权主义和专制社会为代表）的基本标志之一。

思想路线

思想路线就是认识问题、解决问题所遵循的方向、道路及基本方法。党的思想路线是指导政党实践活动的思维方式和原则。一定的思想路线是以一定的世界观和方法论为理论依据的。

四个现代化

四个现代化，即工业现代化、农业现代化、国防现代化、科学技术现代化。1954年召开的第一届全国人民代表大会，第一次明确地提出要实现工业、农业、交通运输业和国防的四个现代化的任务，1956年又一次把这一任务列入党的八大所通过的党章中。1964年12月第三届全国人民代表大会第一次会议上，中华人民共和国国务院总理周恩来根据中国共产党中央委员会主席毛泽东的建议，在代表中华人民共和国国务院向第三届全国人民代表大会所作的《政府工作报告》中首次提出，在20世纪内，把中国建设成为一个具有现代农业、现代工业、现代国防和现代科学技术的社会主义强国，并宣布了实现"四个现代化"目标的"两步走"设想。

四人帮

四人帮指王洪文、张春桥、江青、姚文元四人在文化大革命期间所结成的帮派。"四人帮"这一称谓最先由毛泽东于1974年1月初在对江青等人借"批林批孔"之机把矛头指向周恩来的批评中提出。"四人帮"成员早期是中央文革小组的重要成员，后全部进入中央政治局，并担任极其重要的职位。

统筹兼顾

统筹兼顾，就是要求我们在工作中要做到总揽全局、协调各方、统筹谋划、兼顾全面，充分调动一切积极因素，妥善处理各种利益关系，着力加强经济社会发展的薄弱环节。

万隆会议

万隆会议，又称第一次亚非会议，召开于1955年4月18日—4月24日，是部分亚洲和非洲的第三世界国家在印度尼西亚万隆召开的国际会议，也是亚非国家第一次在没有殖民国家参加的情况下讨论亚非事务的大型国际会议。万隆会议的主要目的是促进亚非国家之间的经济文化交流，并共同抵制美国与苏联的殖民主义和新殖民主义活动。以周恩来总理为首的中国代表团，坚持"求同存异"的方针，开展了卓有成效的工作，推动会议在和平共处五项原则基础上达成了"万隆十项原则"，作出了历史性贡献。

唯物主义

唯物主义即唯物论，是一种哲学理论，肯定世界的基本组成为物质，物质形式与过程是我们认识世界的主要途径，持着"只有事实上的物质才是真实存在的实体"这一种观点，并且被认为是物理主义的一种形式。该理论的基础是，所有的实体（和概念）都是物质的一种构成或者表达，并且，所有的现象（包括意识）都是物质相互作用的结果，在意识与物质之间，物质决定了意识，而意识则是客观世界在人脑中的生理反应，也就是有机物出于对物质的反应。因此，物质是唯一事实上存在的实体。作为对现实世界的一种解释，唯物主义是唯心主义和心灵主义的一个对立面。

唯物主义有机械唯物主义和辩证唯物主义的区别，机械唯物主义认为物质世界是由各个个体组成的，如同各种机械零件组成一个大机器，不会变化；辩证唯物主义认为物质世界永远处于运动与变化之中，是互相影响、互相关联的。机械唯物论的代表人物是费尔巴哈，辩证唯物论的代表人物是马克思、恩格斯和列宁。

唯心主义

唯心主义即唯心论，又译作理念论、观念论，是哲学中对思想、心灵、语言及事物等彼此之间关系的讨论及看法。唯心论秉持世界或现实如同精神或意识，都是根本的存在。唯心论直接相对于唯物论，后者认为世界的基本成分为物质，我们对世界的认识主要是通过物质，并将其视为一种物质形式与过程。唯心论同时也反对现实主义的哲学观，后者认为在人类的认知中，我们对物体的理解与感知，与物体独立于我们心灵之外的实际存在是一致的。

马克思主义哲学则认为唯心论是哲学上的两大基本派别之一，是与唯物论对立的理论体系。唯心论在哲学基本问题上主张精神、意识的第一性，物质的第二性，也就是说，唯心论主张物质依赖意识而存在，物质是意识的产物的哲学派别，并认为可以区分为主观唯心论和客观唯心论两种基本类型。

文化大革命

无产阶级文化大革命，通称文化大革命，简称文革，是中华人民共和国始于1966年的一场重大政治运动，被广泛认为是自1949年建国至今最动荡不安的灾难性阶段，常被冠以"十年动乱"、"十年浩劫"、"文化浩劫"。

文革的指导思想来源于斯大林在《联共(布)党史简明教程》中讲到同布哈林右倾机会主义分子作斗争时，引证了列宁1919年说过的一段话："消灭阶级要经过长期的、艰难的、顽强的阶级斗争。在推翻资产阶级政权以后，在破坏资产阶级国家以后，在建立无产阶级专政以后，阶级斗争并不是消失，而只是改变它的形式，在许多方面变得更加残酷。"毛泽东认为苏联的党和国家的领导被以赫鲁晓夫为首的修正主义者篡夺了。据此毛泽东提出的所谓"四个存在"理论，即"社会主义社会是一个相当长的历史阶段，在这个历史阶段中，始终存在着阶级、阶级矛盾和阶级斗争，存在着社会主义同资本主义两条道路的斗争，存在着资本主义复辟的危险性，存在着帝国主义和社会帝国主义进行颠覆和侵略的威胁。"在此基础上，毛泽东发展出在"无产阶级专政下继续革命的理论"。

文革自1966年5月16日开始，结束于1976年10月四人帮被粉碎。在1977年中共十一大上，中共中央主席华国锋正式宣布"文化大革命"结束。

文化大革命的指导思想和活动性质均在中国共产党第十一届六中全会于1981年6月27日一致通过的《关于建国以来党的若干历史问题的决议》中被正式否定，决议认为毛泽东应负上主要责任。该决议的正式表述是："'文化大革命'是一场由领导者错误发动，被反革命集团利用，给党、国家和各族人民带来严重灾难的内乱。"

无产阶级

根据马克思主义理论，无产阶级一词指不拥有生产资本，单纯靠出卖劳动力获取收入的劳动者。马克思主义理论把无产阶级划分为普通无产阶级和下层无产阶级。在实际使用的含义中，近似地等同于近代以来出现的，主要受雇于资本家，依靠雇佣工资生活的工人群体。在马克思的理论中，无产阶级是被资产阶级通过剥削其生产价值和工资之间的差异（剩余价值）以获得利润的对象，因此，其大多在生存水平线上挣扎，教育相对落后（除非有极佳的社会福利），直到难以生存时，便容易铤而走险，当人数够多时，便会起身革命，尝试推翻现有政府及资本家。在社会主义社会，工人阶级已摆脱了被剥削、被压迫的地位，成为掌握国家政权的领导阶级。

五四运动

五四运动发生于1919年5月4日，是一场发生于中国北京、以青年学生为主的学生运动，以及包括广大群众、市民、工商界人士等中下阶层广泛参与的一次示威游行、请愿、罢课、罢工、暴力对抗政府等多形式的爱国运动。事件起因在第一次世界大战完结后举行的巴黎和会中，列强肆意践踏中国主权，把德国在山东的权益转让给日本，即山东问题。当时北洋政府未能捍卫国家利益，在列强面前显得软弱，国人异常不满，从而上街游行表达不满。以学生斗争为先导的五四爱国运动由此爆发，运动迅速波及全国。6月3日起，运动的主力由学生转变为工人阶级，中国工人阶级开始以独立的姿态登上政治舞台，各地工人纷纷举行罢工抗议活动。五四运动是中国革命史上具有划时代意义的事件，标志着中国新民主主义革命的开端。

广义的五四运动则是指自1915年中日签订《二十一条》至1926年北伐战争之间，中国知识界和青年学生反思中国传统文化，追随"德先生"（民主）与"赛先生"（科学），探索强国之路的新文化运动的继续和发展。1924年4月19日，中国共产党中央局委员长陈独秀、秘书毛泽东联名发出通告，第一次要求各地党和团的组织开展"五一"、"五四"、"五五"、"五七"纪念和宣传活动，强调恢复国权运动、新文化运动，纪念五五（马克思诞辰），目的在于传播马克思主义。1939年八路军总政治部、中央青委发出《关于部队纪念"五四"青年节工作的指示》，明确指出中央青委决定每年5月4日为中国青年节。

五位一体

"五位一体"是十八大报告的"新提法"之一。经济建设、政治建设、文化建设、社会建设、生态文明建设——着眼于全面建成小康社会、实现社会主义现代化和中华民族伟大复兴，党的十八大报告对推进中国特色社会主义事业作出"五位一体"总体布局。

小资产阶级

小资产阶级，指占有一定的生产资料或有少量财产的私有者，一般指不受他人剥削，也不剥削别人（或仅有轻微剥削），主要靠自己劳动为生的个体劳动者阶级。它在资本主义社会里是非基本的阶级，亦称为中间等级，主要包括农民、小手工业者、小商人、小业主等。作为劳动者，在思想上倾向于无产阶级；作为私有者，又倾向于资产阶级，极易受资产阶级思想的影响。因此，在反对封建主义的斗争中既具有革命性，同时也存在政治上的动摇性、斗争中的软弱性和革命的不彻底性。随着资本主义的发展，他们不断地向两极分化，大部分破产沦落为无产阶级或半无产阶级，小部分发财上升为资产阶级。

新民主主义

新民主主义，是中共领导人毛泽东提出的关于殖民地半殖民地国家的无产阶级领导民主革命的理论，曾经是毛泽东思想的核心内容。毛泽东当时认为在实行共产主义之前，必须先经过新民主主义这一过渡性的阶段，这一理论在毛泽东的《新民主主义论》（1940年1月9日陕甘宁边区）一文中有充分论述。《新民主主义论》的发表，不仅标志着毛泽东创立了完整的新民主主义革命理论，而且创立了全新的新民主主义社会理论。2月20日毛泽东在延安各界宪政促进会成立大会上的《新民主主义的宪政》中否定"由一党一派一阶级来专政"。后来，他在《论联合政府》、《论人民民主专政》等著作中又做了进一步阐述和发挥，使其更加系统和完整。然而，1953年毛泽东执政后却猛烈批判"确立新民主主义社会秩序"，明确放弃新民主主义。

形而上（学）

形而上出自《易经·系辞》，原文为"形而上者谓之道，形而下者谓之器"。用现代的思维讲，形而下就是指具体的器物（可以拓展到感性的事物），形而上就是指比较抽象的规律（包含做人做事的原则）。形而上是精神方面的宏观范畴，用抽象（理性）思维，形而上者道理，起于学，行于理，止于道，故有形而上者谓之道；形而下是物质方面的微观范畴，用具体（感性）思维，形而下者器物，起于教，行于法，止于术，故有形而下者谓之器。

形而上学（metaphysics，意为"物理学之后"）是哲学术语，哲学史上指哲学中探究宇宙根本原理的部分。马克思认为形而上学是指与辩证法对立的，用孤立、静止、片面的观点观察世界的思维方式。黑格尔把形而上学作为与辩证法相对立的一种机械教条的研究方法来批判，因此，形而上学也可以被表述成为教条主义。

鸦片战争

鸦片战争（1840—1842），英国为了把中国变为其殖民地而发动的侵华战争，清政府被迫签订了《南京条约》及其附件《黄埔条约》、《望厦条约》等中国近代第一批不平等条约，使中国历史发生了巨变，中国开始进入半殖民地半封建社会。

延安整风运动

延安整风运动，一般又称作延安整风、抢救运动、抢救失足者运动，是中国共产党自1942年2月开始在陕甘宁边区延安根据地所发动的一场政治和文化的运动，持续了约3年时间。所谓的整风是指"整顿三风"，包括"反对主观主义以整顿学风，反对宗派主义以整顿党风，反对党八股以整顿文风"。整风运动的实行，使毛泽东在党中央的地位更为确立，也使共产党对于干部和党员的领导更为有力。

以人为本

以人为本是科学发展观的核心，回答了为谁发展、靠谁发展的问题，指明了我国经济社会发展的价值取向和依靠力量。我们提出以人为本的根本含义，就是坚持全心全意为人民服务，立党为公、执政为民，始终把最广大人民的根本利益作为党和国家工作的根本出发点和落脚点，坚持尊重社会发展规律与尊重人民历史主体地位的一致性，坚持为崇高理想奋斗与为最广大人民谋利益的一致性，坚持完成党的各项工作与实现人民利益的一致性，坚持保障人民利益与促进人的全面发展的一致性，坚持发展为了人民、发展依靠人民、发展成果由人民共享。

哲学

哲学是研究范畴及其相互关系的一门学问。范畴涉及到一门学科的最基本研究对象、概念和内容，哲学具有一般方法论的功能。

中法战争

中法战争（1883—1885），法国以越南为跳板发动的对华侵略战争。由于清政府的腐败，在法国的逼迫下签订了《中法新约》，法国由此打开了中国西南的门户。

中国共产党全国代表大会

中国共产党全国代表大会是中国共产党的最高领导机关，在党内拥有最高决策权。《中国共产党章程》规定，每五年举行一次，由中央委员会负责筹办。中央委员会认为有必要，或者三分之一以上的省一级组织提出要求，全国代表大会可以提前举行，如无非常情况，不得延期举行。其职权是听取和审查中央委员会的报告；听取和审查中央纪律检查委员会的报告；讨论和决定党的重大问题；修改党章；选举中央委员会；选举中央纪律检查委员会。大会闭会期间，中央委员会执行全国代表大会的决议，领导党的全部工作，对外代表中国共产党。

中国特色社会主义共同理想

中国特色社会主义共同理想是社会主义核心价值体系的基本内容的一部分。即坚定对中国共产党的信任，坚定走中国特色社会主义道路，坚定实现中华民族的伟大复兴。

资本

资本，在经济学意义上，指的是用于生产的基本生产要素，即资金、厂房、设备、材料等物质资源。在金融学和会计领域，资本通常用来代表金融财富，特别是用于经商、兴办企业的金融资产。广义上，资本也可作为人类创造物质和精神财富的各种社会经济资源的总称。

资本主义

资本主义，也被称为自由市场经济或自由企业经济，其特色是个人或是企业拥有资本财产，且投资活动是由个人决策左右，而非由国家所控制，一般并没有准确之定义，不同的经济学家也对资本主义有不同的定义。一般而言，资本主义指的是一种经济学或经济社会学的制度，在这样的制度下绝大部分的生产资料都归私人所有，并借着雇佣或劳动的手段以生产资料创造利润。在这种制度里，商品和服务借由货币在自由市场里流通。投资的决定由私人进行，生产和销售主要由公司和工商业控制并互相竞争，依照各自的利益采取行动。

资产阶级

资产阶级是指占有社会生产资料并使用雇佣劳动的现代资本家阶级，其本质是以生产资料为手段无偿占有雇佣工人的劳动，是现代社会中的主要剥削阶级。

资源节约型社会

资源节约型社会是指在生产、流通、消费等领域，通过采取法律、经济和行政等综合性措施，提高资源利用效率，以最少的资源消耗获得最大的经济和社会收益，保障经济社会可持续发展。

自然经济

自然经济，也叫小农经济，是商品经济的对立面，是私有制经济的一种表现，是存在于市场范围比较小的一种经济形态，是社会生产力水平低下和社会分工不发达的产物。该种经济形态占统治地位的持续时间涵盖原始社会、封建社会以及早期的资本主义社会与半殖民地半封建社会。

宗派主义

宗派主义是指党内存在的一种以宗派利益为出发点的思想和行为，是封建宗派思想、资产阶级、小资产阶级思想在组织上的表现。主要表现为：在个人与党的关系上，把个人放在第一位，把党放在第二位，向党闹独立性；在组织上，任人唯亲，在同志中拉拉扯扯，把资产阶级的庸俗作风搬进党里来；在党内关系上，只强调局部利益，只要民主，不要集中，不遵守个人服从组织、少数服从多数、下级服从上级、全党服从中央的民主集中制原则，进行无原则的派别斗争；在和党外人士的关系上，妄自尊大，骄傲自满，不尊重人家，不学习人家的长处，不愿和人家合作等。

最低纲领、最高纲领

最低纲领通常指无产阶级政党在民主革命时期的奋斗目标。1922年中国共产党第二次全国代表大会制定的最低纲领是完成反帝反封建的民主革命。最高纲领通常指无产阶级政党的最终奋斗目标，即实现共产主义。

左倾、"左"倾、右倾

左倾是指政治上追求进步、同情劳动人民的倾向。

而带引号的"左"倾，则是政治思想上超越客观，脱离社会现实条件，陷入空想、盲动和冒险的倾向。所以，为了表示贬义，特在左字上添加了引号，即"左"倾，以区别于真正的左倾。在中国共产党的历史上，曾多次出现过"左"倾错误。新民主主义革命时期曾有三次：瞿秋白、李立三、王明的"左"倾冒险主义，甚至一度在党中央机关占据过统治地位。

右倾是指政治思想上，认识落后于实际，不能随变化了的客观情况变化、前进，甚至违背客观发展规律的倾向。右倾机会主义在政治斗争中往往放弃原则，牺牲无产阶级的根本利益而求得妥协，又叫右倾投降主义。

陈独秀

陈独秀（1879—1942），安徽怀宁人，思想家、政治人物，中国共产党的主要创建者之一及首任总书记。中国新文化运动的发起人，中国文化启蒙运动的先驱，创办了著名白话文刊物《新青年》，也是五四运动的精神领袖，中国共产主义运动的先行者，中国共产党创始人和早期领导人之一。他于1927年7月被共产国际剥夺中共党内领导职务。1929年因为在中东路事件中反对当时中共提出的"武装保卫苏联"的口号，被开除党籍。之后，陈独秀思想开始向托洛茨基靠近，对斯大林进行了批判，并于1931年成立中国托派组织。

邓小平

邓小平（1904—1997），本名邓希贤，参加革命后取名邓小平，1904年8月22日出生在中国西南最大的省——四川省的农村，是中国共产党第一代中央领导集体的重要成员和第二代中央领导集体的核心，是我国各族人民公认的享有崇高威望的杰出领导人。他在中国革命和建设的各个历史时期都作出了重大贡献，是杰出的马克思主义者和坚定的共产主义者，是中国改革开放和社会主义现代化建设的总设计师，是邓小平理论的主要创立者。

恩格斯

弗里德里希·冯·恩格斯（1820—1895），德国思想家、哲学家、革命家，全世界无产阶级和劳动人民的伟大导师，马克思主义的创始人之一。恩格斯是卡尔·马克思的挚友，被誉为"第二提琴手"，他为马克思从事学术研究提供了大量经济上的支持。在马克思逝世后，将马克思的大量手稿、遗著整理出版，并且成为国际工人运动众望所归的领袖。

李大钊

李大钊（1889—1927），字守常，河北乐亭人，中国共产党主要创立人之一，中国最早的马克思主义者和共产主义者之一，是中国国民党第一届中央执行委员会委员之一，也是在北伐时期推翻北洋军阀政府的要员之一，同时是共产国际的成员及其在中国的代理人。1927年被捕后遭张作霖处决。李大钊在中国共产主义运动和民族解放事业中，占有崇高的历史地位。

列宁

列宁（1870—1924），原名弗拉基米尔·伊里奇·乌里扬诺夫，列宁是他的笔名。列宁是无产阶级革命家、政治家、思想家、理论家，布尔什维克党创立者、苏联缔造者，任苏联人民委员会主席。他继承和发展了马克思主义，形成了列宁主义理论。他被全世界共产主义者广泛认同为"全世界无产阶级和劳动人民的伟大革命导师和领袖"，也被世人认为是20世纪最伟大的人物之一。俄罗斯国家电视台2008年进行了一项关于国内最伟大历史人物的网上民意调查评选活动，经过统计，列宁位列第六，位于亚历山大·涅夫斯基、斯托雷平、斯大林、普希金、彼得大帝之后。

马克思

卡尔·亨利希·马克思（1818—1883），马克思主义的创始人，第一国际的组织者和领导者，全世界无产阶级和劳动人民的伟大导师、政治家、哲学家、经济学家、革命理论家。主要著作有《资本论》、《共产党宣言》。他是无产阶级的精神领袖，是当代共产主义运动的先驱，支持他理论的人被视为马克思主义者。马克思最广为人知的哲学理论是他对于人类历史进程中阶级斗争的分析。他认为几千年以来，人类发展史上最大的矛盾与问题就在于不同阶级之间的利益掠夺。依据历史唯物论，马克思曾大胆地假设，资本主义终将被共产主义所取代。

毛泽东

毛泽东（1893—1976），字润之（原作咏芝，后改润芝），笔名子任，湖南湘潭人。中国革命家、战略家、理论家、诗人，中国共产党、中国人民解放军和中华人民共和国的主要缔造者和领袖，毛泽东思想的主要创立者。从1949年到1976年，毛泽东是中华人民共和国的最高领导人。他对马克思列宁主义的发展、军事理论的贡献以及对共产党的理论贡献被称为毛泽东思想。毛泽东担任过的主要职务几乎全部称为"主席"，所以被尊称为"毛主席"。毛泽东被视为现代世界历史中最重要的人物之一，《时代》杂志将他评为20世纪最具影响的100人之一。

斯大林

约瑟夫·维萨里奥诺维奇·斯大林（1879—1953），苏联共产党中央总书记、苏联部长会议主席、苏联大元帅，是苏联执政时间最长（1924—1953）的最高领导人，在任期间，全力进行社会主义工业化和农业集体化，使苏联成为重工业和军事大国，但同时也导致了乌克兰大饥荒。斯大林树立对自己的个人崇拜，实施大清洗，并对车臣等少数族裔进行压迫流放，严重破坏了民主和法制。第二次世界大战中领导苏联红军，与盟军协力击败轴心国，苏联领土也有了很大的扩张。战后他扶植了社会主义阵营，在冷战中与以美国为首的北约对峙。1953年3月5日因脑溢血去世。2008年，俄罗斯国家电视台举行了一次"最伟大的俄罗斯人"的评选活动，斯大林高居第三（四至六位分别是普希金、彼得大帝、列宁），仅次于亚历山大·涅夫斯基和斯托雷平。

孙中山

孙中山，本名孙文，谱名德明，字载之，号日新，又号逸仙，幼名帝象。中国近代民主主义革命先驱，中华民国和中国国民党创始人，三民主义的倡导者。首举彻底反封建的旗帜，"起共和而终帝制"。1905年成立中国同盟会。1911年辛亥革命后被推举为中华民国临时大总统。1929年6月1日，根据其生前遗愿，陵墓永久迁葬于南京钟山中山陵。1940年，国民政府通令全国，尊称其为"中华民国国父"。他是一位在海峡两岸都受到敬重的革命家，中华民国尊其为国父，中国国民党尊其为总理，毛泽东和中国共产党称孙中山为"中国近代民主革命的伟大先行者"。

《共产党宣言》

《共产党宣言》是无产阶级革命导师马克思、恩格斯受"共产主义者同盟"1847年12月伦敦第二次代表大会的委托，于1847年11月—1848年1月间共同撰写的关于科学共产主义的第一个纲领性文献。它是国际共产主义运动的第一个纲领性文献，是一部划时代的光辉文献。《共产党宣言》以辩证唯物主义与历史唯物主义为理论基础，以阶级斗争为线索，解剖了资本主义制度，阐明了资本主义的发生、发展和必然灭亡的客观规律；阐明了无产阶级作为资本主义掘墓人和共产主义创建者的伟大历史使命；论证了无产阶级革命和无产阶级专政是无产阶级获得解放的唯一道路；批判了打着社会主义招牌的同科学共产主义相对立的各种流派的所谓理论；奠定了无产阶级政党的学说，并确立了党的战略、策略、原则。

《论十大关系》

1956年12月26日，《论十大关系》在《人民日报》公开发表。毛泽东《论十大关系》的讲话，初步总结了我国社会主义建设的经验，提出了探索适合我国国情的社会主义建设道路的任务。

《矛盾论》

《矛盾论》是毛泽东哲学代表著作，它是继《实践论》之后，为了克服存在于中国共产党内的严重的教条主义思想而写的。原是1937年7月—8月在延安抗日军事政治大学所讲的《辩证法唯物论》的第三章第一节。于1952年暂收入《毛泽东选集》第二卷，再版时移入第一卷。该书运用唯物辩证法总结了中国共产党领导中国革命斗争的实践经验，从两种宇宙观、矛盾的普遍性、矛盾的特殊性、主要矛盾和矛盾的主要方面、矛盾诸方面的同一性和斗争性、对抗在矛盾中的地位等方面，深刻地阐述了对立统一规律。

《人权宣言》

《人权宣言》，1789年8月26日颁布，是在法国大革命时期颁布的纲领性文件。《人权宣言》以美国的《独立宣言》为蓝本，采用18世纪的启蒙学说和自然权论，宣布自由、财产、安全和反抗压迫是天赋不可剥夺的人权，肯定了言论、信仰、著作和出版自由，阐明了司法、行政、立法三权分立，法律面前人人平等，私有财产神圣不可侵犯等原则。

《新青年》

《新青年》是在20世纪20年代中国一份具有影响力的革命杂志，在五四运动期间起到了重要作用。16开，每月1期，每6期为一卷。自1915年9月15日创刊号至1922年7月终刊共出版9

卷54期。由陈独秀在上海创立，群益书社发行。由陈独秀、钱玄同、高一涵、胡适、李大钊、沈尹默以及鲁迅轮流编辑。自1918年后，该刊物改为同人刊物，不接受来稿。该杂志发起新文化运动，并且宣传倡导科学、民主和新文学。俄国十月革命后，《新青年》又成为宣传共产主义的刊物之一，后期成为中共早期的宣传刊物。

《中国社会各阶级的分析》

1925年毛泽东发表了《中国社会各阶级的分析》一文。他运用马克思主义的观点科学地分析了中国社会各阶级的经济地位和政治态度，辨明了中国革命的对象、领导力量、同盟军等中国革命的基本问题。他指出："谁是我们的敌人？谁是我们的朋友？这个问题是革命的首要问题。"一切勾结帝国主义的军阀、官僚、买办阶级、大地主阶级以及附属于他们的一部分反动知识分子，都是我们的敌人；中国工人无产阶级是革命的领导力量；农民是中国无产阶级最广大和最忠实的同盟军；民族资产阶级是一个动摇的阶级，在对待革命的问题上有两面性，其右翼可能是我们的敌人，其左翼可能是我们的朋友，无产阶级要时常提防他们扰乱革命的阵线。毛泽东的这篇文章，提出了关于中国新民主主义革命的基本思想。

《资本论》

　　《资本论》是马克思的著作，以唯物史观的基本思想为指导，通过深刻分析资本主义生产方式，揭示了资本主义社会发展的规律，同时也使唯物史观得到了科学的验证和进一步的丰富发展。《资本论》运用唯物史观的观点和方法，将社会关系归结为生产关系，将生产关系归结于生产力的高度，从而证明了社会形态的发展是一个不以人的意志为转移的自然历史过程。